AF558604

Reiki für Einsteiger

Das Praxisbuch

Wie Sie Ihre universelle Lebensenergie Schritt für Schritt erwecken, um diese für sich und andere vielfältig anzuwenden

Elaine Devi

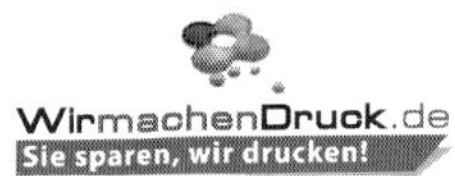

ISBN: 978-3969304716

Email: info@edition-lunerion.de
www.edition-lunerion.de

Psiana eCom UG
Berumer Str. 44
26844 Jemgum

INHALT

Vorwort

Reiki bezeichnet die universelle, allgegenwärtige Energie, die jedem Menschen in Hülle und Fülle zur Verfügung steht – nur wissen viele Menschen gar nichts davon. Deshalb kann hier auch ganz unbemerkt allerhand aus der Balance geraten, wenn nämlich das Qi nicht mehr frei entlang der Meridiane fließen kann, und die Folgen davon bleiben dann nicht mehr verborgen: Ob Schlafprobleme, Magenschmerzen, Angststörungen oder Infektionen, Krankheiten entstehen da, wo der Energiefluss aus dem Takt gerät. Mit der unschlagbar einfach anzuwendenden Methode des Reiki haben Sie nun eine Möglichkeit an der Hand, sanft und wirksam das Gleichgewicht wieder herzustellen und so für langfristige Gesundheit zu sorgen. Machen Sie sich mit den unterschiedlichen Techniken vertraut, lernen Sie die Grundlagen der Energielehre kennen und finden Sie heraus, wie Sie verschiedene Probleme gezielt behandeln können – bei sich selbst und auch bei anderen. Sie glauben noch nicht so recht an die Energie? Das macht nichts, denn sie wirkt trotzdem und dank der leicht verständlichen Erklärungen und mühelos nachzumachenden Anwendungen bringen Sie die heilende Kraft des Universums ganz einfach auf Ihre Seite!

Abenteuer Reiki

Reiki ist eine uralte, universelle Energie, die überall um uns herum in Fülle vorhanden ist. Obgleich die Reiki-Energie für jeden Einzelnen von uns zugänglich ist, wissen die meisten Menschen bislang immer noch nicht, dass diese Energie überhaupt existiert, weshalb sie auch keinerlei Gebrauch von ihrer intelligenten, liebevollen und heilenden Wirkung machen. Das vorliegende Buch dient als Leitfaden für all diejenigen von uns, die lernen wollen, mit ihrer eigenen Heilenergie zu arbeiten und Reiki zur individuellen Bereicherung zu nutzen oder aber, um die energetische Harmonie anderer zu unterstützen. Die jeweiligen Kapitel dieses Buches begleiten all die neugierigen Menschen auf ihrem Weg, die mehr über die Reiki-Energie erfahren und lernen möchten. Obwohl für die Arbeit mit Reiki sowie für die Kanalisierung der Heilenergie eine sogenannte Einweihung durch einen Reiki-Meister sinnvoll ist, erlernen Sie in diesem Buch all das, was Sie wissen müssen, um sich auf die wohltuende und heilsame Energie einstimmen zu können. Um wirklich verstehen zu können, was Reiki ist und wie es funktioniert, lade ich Sie ein, vollkommen in die Welt des Reiki einzutauchen. Dieses Buch wird Sie auf Ihrer spannenden Reise begleiten und dabei bereits zu Beginn auf die Kunst des Reiki eingehen und damit einen tiefen Einblick in die Heilenergie gewähren. Im Zuge dessen lernen Sie zunächst einmal die fünf Reiki-Lebensregeln kennen, bevor Ihnen das Buch erläutert, was Reiki tatsächlich ist, was es nicht ist, wer es überhaupt ausüben kann, welche Potentiale die Heilkunst mit sich bringt, wo ihre Ursprünge liegen und wo sich ihre Anwendungsbereiche wiederfinden.

Anschließend spiegelt das Buch im zweiten Hauptkapitel die Welt aus energetischer Sicht wider und erläutert dabei den Unterschied zwischen der universellen und der subtilen Energie. Außerdem wird der Zusammenhang zwischen Energie sowie seelischen und körperlichen Leiden beleuchtet, die unter Umständen sogar zu chronischen Krankheiten führen können. Die Einführungstexte zur Heilkunst des Reiki bringen Ihnen dann im dritten Kapitel die Grundlagen der

Energieheilung näher und schlagen damit die Brücke zu den einzelnen Heiltechniken, die Ihnen über mehrere Kapitel hinweg verschiedene Positionen zum Handauflegen näherbringen werden und damit den größten praktischen Teil des Buches bilden. Die jeweiligen Reiki-Heiltechniken können Sie dabei entweder bei sich selbst oder bei einer anderen Person anwenden bzw. eine andere Person kann diese bei Ihnen ausüben. Im nächsten großen Themenabschnitt konzentriert sich das Buch auf Reiki mit Kindern und thematisiert dabei zunächst wichtige Eigenschaften wie Mut, Selbstbewusstsein, Ausgeglichenheit und Erfolg, bevor es sich verschiedenen Kinderkrankheiten widmet und diese näher beschreibt.

Daran anknüpfend folgt ein weiterer praktischer Teil, in dem Sie Tipps, Tricks und Hintergrundinformationen rund um die gezielte Anwendung von Reiki wiederfinden. Im Zuge dessen lernen Sie, was Sie bei einer Reiki-Behandlung beachten sollten, warum eine Anamnese wichtig ist, wie Sie gute und klare Intentionen setzen, wie Sie wunderbare Ergebnisse erzielen können und worin genau der Unterschied zwischen einer Kontaktbehandlung und einer Fernbehandlung besteht.

Im Anschluss führt Sie das Kapitel „Reiki Spezial“ in die energetische Hausreinigung ein, mit der Sie die bereits bestehenden Energien in Ihrem Zuhause in positive Energien umwandeln können. Dabei begleitet Sie die Anleitung zum sogenannten „Space Clearing“ Schritt für Schritt bei Ihrem Abenteuer rund um das Thema Hausreinigung. Weiterhin übermittelt Ihnen das Buch in diesem Kapitel wertvolle Tipps, um eine karmische Verbindung zu lösen, und es verrät Ihnen, wie Sie Engel um einen Gefallen bitten können und welcher Erzengel Ihnen in welcher Situation am besten helfen kann.

Im weiteren Verlauf des Buches lernen Sie unsere drei Energie-Tankstellen und unsere energetischen Pforten kennen und erfahren, welche Übungen Sie durchführen sollten, wenn Sie in bestimmten Situationen einen Energieschub innerhalb kürzester Zeit benötigen, bevor das angrenzende Kapitel alles Wissenswerte und Zentrale rund um die Welt des Reiki auf einen Blick zusammenfasst. Im Bonus-Kapitel finden Sie dann abschließend verschiedene geführte Reiki-Meditationen, deren Anwendung sich für verschiedene seelische Konflikte anbietet, bevor das Buch mit letzten Schlussgedanken abschließt.

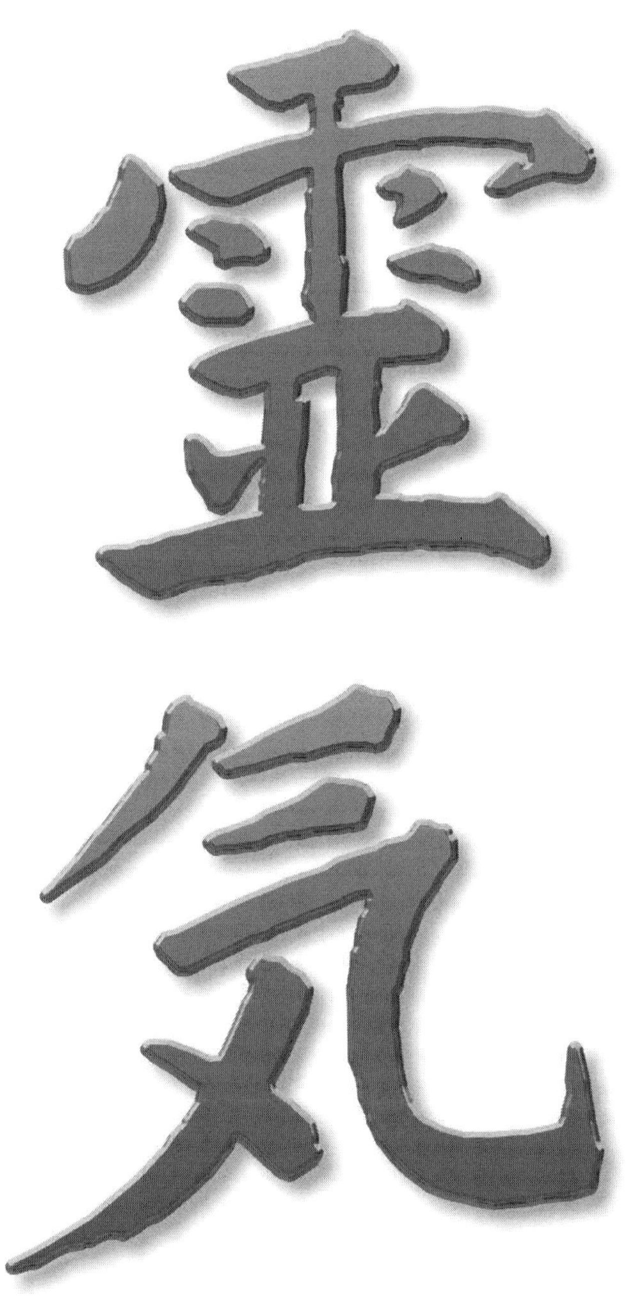

Heilende Kunst: Reiki

EIN TIEFER BLICK

Reiki ist eine **japanische Heilkunst**, bei der der Reikimeister, -lehrer oder -geber **die universelle Lebensenergie** auf den Empfänger bzw. auf den Patienten **überträgt**. Das Wort „Reiki“ selbst setzt sich aus den beiden japanischen Wörtern „Rei“ und „Ki“ zusammen. Grundsätzlich wird das Wort „Rei“ als Geist, Seele und Leben definiert, wohingegen das Wort „Ki“ Geist und Seele und nur als Teilaspekt Dampf und Knospe bedeutet. Im spirituellen Kontext wird „Rei“ als **Universum** oder auch als die **höhere Intelligenz** interpretiert, die jedes Lebewesen, jeden Geist sowie den reibungslosen Ablauf des Universums leitet. Darüber hinaus kann „Rei“ als **subtile Weisheit** definiert werden, die alles durchdringt – sowohl die Lebenden als auch die Verstorbenen. Von dieser Weisheit wird die Entwicklung des Lebens, die Evolution, die Schöpfung sowie die Entfaltung einer Vielzahl von Galaxien geleitet. Die Kraft des „Rei“ ist außergewöhnlich und groß. Betrachtet man sie jedoch auf einer mehr humanen Ebene, fungiert diese Energie als **Quelle der Führung**, die uns jederzeit unterstützt, wenn wir im Leben auf Hilfe angewiesen sind. Wir sind permanent von dieser unendlichen Natur umgeben, die uns ständig zur Verfügung steht, um uns zu helfen. In vielen Religionen und Kulturen wird diese Energie auch als Gott bezeichnet, weil sie allwissend ist. Im Gegensatz dazu ist „Ki“ eine **nicht-physische Energie**, die alles Lebendige ermutigt, belebt und inspiriert. „Ki“ ist **allgegenwärtig**, es ist **überall** – in Menschen, in Tieren und sogar in Pflanzen. Wer über ein hohes „Ki“ verfügt, ist stark und selbstbewusst und in der Lage, zweifellos alles anzunehmen, was das Leben für ihn bereithält. Sobald diese Energie jedoch niedrig ist, rückt Schwäche an die Stelle von Stärke und Krankheiten drohen, auszubrechen. In vielen Religionen und Kulturen wird „Ki“ auch als **Lebenskraft**, als **odische Kraft**, als **Orgon** und **Bioplasma** bezeichnet. Sobald der Körper stirbt, verlässt die Lebenskraft „Ki“

diesen. Obwohl nicht bekannt ist, was nach dem Tod geschieht, glauben viele Religionen, dass die Seele bzw. die Lebenskraft durch Reinkarnation weiterzieht, in den Himmel oder ins Sommerland, also die spirituelle Welt auf der anderen Seite, eintritt. Was auch immer nach dem Tod geschehen mag, „Ki" lebt weiter.

Kombiniert man die Wörter „Rei" und „Ki", lässt sich **Reiki als nicht-physische Heilenergie** beschreiben, **die unsere Lebenskraft durch die höhere Intelligenz**, die auch als Gott oder Gottheit bekannt ist, **leitet**. Viele Menschen referieren hierzu als spirituelle Führung und spirituelle Heilung für den Körper, den Geist und die Seele, obgleich dies lediglich eine technische Definition darstellt, denn Reiki ist so viel mehr. Eine Vielzahl derer, die Reiki sowie die Reiki-Heilkunst praktizieren, stimmen in der Aussage überein, dass diese Energie bzw. diese Kraft eine ganz eigene Intelligenz besitzt. Aus diesem Grund ist sie in der Lage, zu verstehen, was jeder Einzelne von uns braucht und in welchen Regionen im Körper Heilung benötigt wird.

Die fünf Reiki-Lebensregeln

Der Begründer von Reiki, **Dr. Mikao Usui**, betrachtete die **Prinzipien des Reiki** als Schlüssel für ein Leben in Glück und bezeichnet sie deshalb als **Medizin für die Seele**. Diese Prinzipien stellen die **Lehren** Usuis dar und gelten als **Wurzeln des Reiki-Systems**. Sie können dabei helfen, Reiki auch auf gedanklicher Ebene in unser Leben zu integrieren und damit zum Kanal für die Lebensenergie werden zu lassen. Obgleich diese Prinzipien simpel erscheinen mögen, untergräbt ihre täuschende Schlichtheit ihre Weisheit sowie die Schwierigkeit, die ihrer täglichen Anwendung innewohnt.

Grundsätzlich sollten die fünf Reiki-Lebensregeln **niemals als feste Regeln**, sondern **vielmehr als Richtlinien** verstanden werden, die uns daran erinnern, achtsam mit unseren eigenen Emotionen und Gedanken umzugehen. Dabei lassen sich die Prinzipien mit Affirmationen oder Intentionen vergleichen, da der Fokus auf dem **Hier und Jetzt** liegt. Die Prinzipien ermutigen dazu, die Energie von Reiki zu verkörpern, und erzählen dabei von der Wichtigkeit, jeden Tag zu leben.

Die fünf Reiki Lebensregeln lauten:

„Gerade heute ...

1. ... ärgere ich mich nicht."

2. ... sorge ich mich nicht."

3. ... bin ich für all meine Segen dankbar."

4. ... verdiene ich meinen Lebensunterhalt ehrlich."

5. ... bin ich mit mir selbst und anderen mitfühlend."

Einige Reiki-Praktizierende meinen jedoch, dass die Prinzipien negativ formuliert seien. Prinzipiell lassen sich die Reiki-Lebensregeln aber auch umformulieren und in positive Formulierungen umwandeln. Im Endeffekt bleibt es jedem selbst überlassen, welche Prinzipien er in sein Leben integrieren möchte. Wenn Sie sich für die positive Formulierung entscheiden möchten, können Sie die ursprünglichen Lebensregeln mit den folgenden Affirmationen ersetzen:

„Gerade heute ...

1. ... bin ich frei von Zorn."

2. ... bin ich frei von Sorgen."

3. ... bin ich nett zu meinen Mitmenschen."

4. ... verdiene ich meinen Lebensunterhalt ehrlich."

5. ... bin ich dankbar."

Da die erste Zeile mit den Worten „Gerade heute" die Unmittelbarkeit zu den Lebensregeln herstellt, gibt es faktisch nicht nur fünf Regeln, sondern sechs Gebote, und die erste Zeile ist womöglich die wichtigste Regel, nach der wir leben sollten. Denn die Phrase „Gerade heute" lässt sich so interpretieren, als wenn Zeit und Raum nicht existieren würden und wir demnach immer nur im gegenwärtigen Moment, im Hier und Jetzt, leben und auch nur heute etwas bewirken können.

Ärgere dich nicht bzw. sei frei von Zorn: Wut und Ärger zu spüren ist nicht per se schlecht, da uns diese Emotionen lediglich signalisieren, dass etwas oder jemand unsere Grenzen überschritten hat und nicht unseren Wünschen oder Erwartungen entspricht. Entscheidend ist also nicht, dass wir Wut und Ärger erleben. Ausschlaggebend ist vielmehr, wie wir diese Wut und diesen Ärger handhaben, dass wir diese Gefühle nicht unterdrücken, sondern akzeptieren, und dass wir den Auslöser der Ursache unserer Wut und unseres Ärgers erkennen und diese schließlich loslassen können, damit Energie wieder frei fließen kann. Ein bewusster Umgang mit diesen Gefühlen kann sich durchaus positiv auf unseren Umgang mit anderen auswirken, da wir unsere Emotionen dann nicht auf andere Menschen übertragen und somit nicht Gefahr laufen, ein Lauffeuer zu beginnen, das im Endeffekt nur auf uns selbst zurückfeuert.

Sorge dich nicht bzw. sei frei von Sorgen: Wenn wir uns Sorgen über die Zukunft machen, bedeutet das lediglich, dass wir zweimal leiden. Ängste über die Zukunft werden immer im Hier und Jetzt erschaffen, haben aber gar nichts mit der tatsächlichen Realität zu tun, die zukünftig auf uns wartet. Sorgen sind die Abwesenheit von Vertrauen, doch durch Reiki gelingt es uns, uns mit der universellen Energie und damit mit der universellen Liebe, die stets in und durch uns hindurch fließt, zu verbinden und uns sicher zu fühlen. Und überall dort, wo Liebe ist, findet sich auch Vertrauen und wo Vertrauen ist, können Sorgen nicht existieren.

Sei dankbar für all deine Segen bzw. sei nett zu deinen Mitmenschen: Dankbar zu sein bedeutet, in den alltäglichen Momenten unseres Lebens, die wir meistens für selbstverständlich nehmen und deshalb einfach an uns vorbeiziehen lassen, präsent zu sein und die kleinen Dinge im Leben wertzuschätzen. Dankbar zu sein bedeutet jedoch nicht nur, dass wir lernen, die schönen Momente im Leben wertzuschätzen, sondern auch, dass wir die Bedeutung von schwierigen Momenten zunehmend verstehen, um auch große Krisen im Leben als Geschenk zu betrachten. Denn oftmals sind gerade die größten Herausforderungen im Leben wertvolle Geschenke, die uns wachsen und reifen lassen.

Verdiene deinen Lebensunterhalt ehrlich: Bei dem vierten Reiki-Gebot geht es darum, dass wir authentisch in unserer eigenen Essenz leben, Fülle in unserem Leben zu empfangen und weiterzukommen – und zwar ohne zu manipulieren, zu lügen, zu urteilen oder zu betrügen. Führen wir Dinge mit negativer Stimmung und damit auch mit negativer Energie aus, können die Menschen, die unsere Arbeit erreicht, dies spüren. Sind wir im Gegensatz dazu jedoch glücklich und agieren mit positiver Energie, schwingt diese auch in unseren Taten mit.

Sei mitfühlend mit dir selbst und anderen bzw. sei dankbar: Die Beziehung, die wir zu uns selbst haben, beeinflusst alle anderen Beziehungen, die wir führen. Reiki schenkt uns die Möglichkeit, mit uns selbst liebevoll umzugehen, Zeit nur mit uns selbst zu verbringen, uns Gutes zu tun und dabei die Beziehung, die wir mit uns selbst führen, zu stärken und diese neu zu entwerfen.

Die fünf Lebensregeln im Reiki sollten einen festen Platz in unserem Leben einnehmen und von uns jeden Morgen sowie jeden Abend laut und in unserem Herzen rezitiert werden. Dabei ist es jedoch wichtig, die Gebote nicht nur auszusprechen, sondern diese auch wirklich zu fühlen.

WAS REIKI IST & WAS ES NICHT IST

Obgleich Reiki von den Einflüssen des Buddhismus, des Shintoismus, des Taoismus und den tibetischen Schriften geprägt ist, steht Reiki in **keinerlei Verbindung mit einer Religion** und ist nicht an eine Konfession gebunden. Jeder von uns, ganz gleich, welche Religion wir ausüben oder ob wir überhaupt einer Religion zugehören, kann Reiki anwenden und davon profitieren. Aus diesem Grund gibt es Reiki-Praktizierende aller möglichen Glaubensrichtungen. Reiki ist vielmehr ein **Energiesystem**, das genutzt werden kann, um Körper, Geist und Seele zu heilen. Die Reiki-Berührungen sind **leicht** und **sanft**. Die Anwendung ist **sehr natürlich**, da keine besonderen Werkzeuge oder weitere Ausstattung benötigt wird. Reiki lässt uns entweder in den Genuss **tiefer Entspannung** eintauchen oder uns unsere **Energiespeicher auffüllen**. Es gleicht unsere Energieebenen aus und gibt uns genau das, was wir im jeweiligen Moment brauchen. Denn das Ziel von Reiki ist es, **die höchste Ebene der Heilung zu erreichen**.

Bei der Anwendung kann die Reiki-Energie entweder durch **sanfte Berührung** übertragen, **durch den Raum gestrahlt** oder aber durch **Fernheilung** in die Ferne gesendet werden. Die Fähigkeit, Reiki weiterzuleiten, kann in speziellen Reiki-Kursen erlernt werden. Um die Reiki-Energie selbst empfangen zu können, ist es jedoch nicht erforderlich, einen Kurs zu besuchen. Wahrscheinlich weiß, bewusst oder unbewusst, jeder von uns, wie wir die Energie eines Familienmitglieds, eines Freundes, der Sonne oder des Meeres empfangen können – bei Reiki funktioniert es genauso.

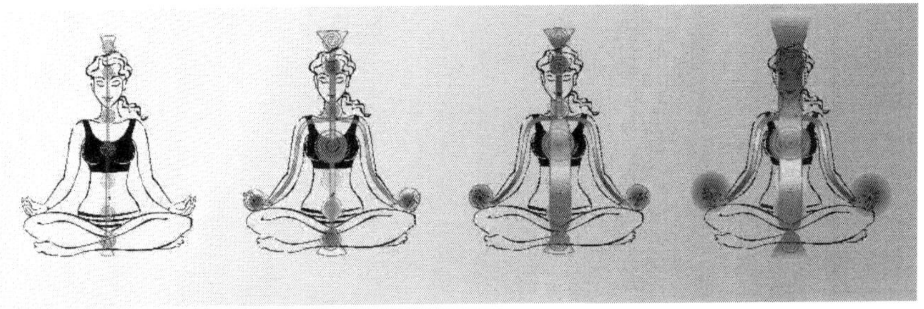

Die energetische Nutzung zur Behandlung von Krankheiten ist fest in der Menschheitsgeschichte verankert, weshalb die Energieheilung ein Bestandteil vieler verschiedener Kulturen ist und sich beispielsweise in der Akupunktur oder dem Auflegen der Hände wiederfindet. Denn genauso wie Reiki gibt es auch andere Heilsysteme, die uns einen Pfad zu persönlichem und spirituellem Wachstum sowie die Möglichkeiten anbieten, anderen Hilfe zu leisten. Aus diesem Grund werden die Energieheilmethoden Johrei, Therapeutic Touch, Pranisches Heilen, Akupunktur, Qi Gong und die Polaritätstherapie oftmals mit Reiki verwechselt. Reiki lässt sich von jenen Heilsystemen jedoch ganz eindeutig durch die **Verwendung von Symbolen**, die uns mit der zugehörigen Reiki-Energie verbinden, sowie einen **Einweihungsprozess** abgrenzen.

Reiki-Symbole

Besuchen wir einen Reiki-Kurs, werden wir vom Lehrenden auf die Reiki-Energie eingestimmt. Dabei ist die **Verwendung von Symbolen eine Möglichkeit**, mit der wir uns **mit der Energie verbinden** können. Symbole sind eine charakteristische und zeitgleich auch sehr machtvolle Eigenschaft des Reiki-Heilsystems, die den Praktizierenden bei der Verbindung mit der universellen Heilenergie helfen und den Fluss der Energie freisetzen. Obgleich die Reiki-Symbole nicht zwingend notwendig sind, um den Zugang zur Energie zu schaffen, sind die Bilder oder Worte trotzdem ein sehr nützliches Tool – insbesondere dann, wenn man mit der Energieheilung gerade erst begonnen hat. Symbole können unser tieferes Bewusstsein, das jenseits von Worten verborgen liegt, erreichen. Begegnen wir einem Reiki-Symbol oder einem anderen Symbol, das heilig ist, wandert die von uns empfangene Energie über die Zeilen auf dem Blatt, auf dem dieses geschrieben steht, hinaus. Mikao Usui benannte **vier unterschiedliche Symbole**. In einer Vielzahl von Kursen werden die ersten drei dieser Symbole im 2. Grad der Reiki-Ausbildung gelehrt, wobei sich die Teilnehmenden dann während der Einweihung mit den Symbolen vertraut machen können.

Exkurs: Reiki-Ausbildung

Grundsätzlich gibt es **drei Stufen in der Reiki-Ausbildung**, die als **Reiki-Grade** bezeichnet werden. Während des **ersten Reiki-Grades** wird unser Reiki-Fluss aktiviert. Außerdem erlernen wir Hintergrundwissen über die Geschichte von Reiki und erfahren nicht nur, wie wir uns selbst, sondern auch andere behandeln können. Im **zweiten Reiki-Grad** wird uns dann die Nutzung von drei Reiki-Symbolen zur Verstärkung der übertragenden Heilenergien näher gebracht und wir lernen, wie es uns gelingt, Reiki in die Ferne zu senden. Der **dritte Reiki-Grad** wird zumeist in zwei Abschnitte geteilt. Dabei konzentriert sich der erste Abschnitt auf das vierte Reiki-Symbol sowie auf das Lernen von Meister-Techniken. Im Gegensatz dazu vermittelt der zweite Abschnitt die Fähigkeit der Unterweisung sowie Einweihung anderer, weshalb er oftmals auch als vierter Reiki-Grad bezeichnet wird. Nachdem wir uns einmal auf die Symbole eingestimmt haben, werden diese für immer in unserem Bewusstsein mit Reiki verbunden sein. Denn die Reiki-Energie fließt auch dann, wenn wir die Symbole nicht bewusst anwenden.

Die zwei wichtigsten Punkte, die wir über die Symbole im Reiki wissen sollten, sind, dass Reiki zum einen **keinerlei Schaden** verursacht, weshalb kein Leiden mithilfe der Reiki-Symbole oder ihrer Energie angerichtet werden kann. Zum anderen **verbinden uns** die Reiki-Symbole **mit der Reiki-Energie**, da uns jedes Symbol mit unterschiedlichen Aspekten der Anwendung dieser Energie verknüpft. Beim Reiki werden Symbole während der Einweihung oder der Einstimmung verwendet, um eine Verbindung zur Reiki-Energie herzustellen. Dabei werden die Symbole vom Lehrenden gebraucht, um diese inklusive der damit verknüpften Energie an uns weiterzugeben. Darüber hinaus werden die Symbole einerseits während einer Reiki-Sitzung vom Praktizierenden verwendet, um die Reiki-Energie zu fokussieren und sich mit ihr verbinden zu können, und andererseits für die Selbstbehandlung durch Reiki genutzt. Das bedeutet, dass wir Reiki-Symbole selbst zeichnen, uns diese gedanklich vorstellen oder sie laut aussprechen können, wenn wir Unterstützung benötigen und uns die Symbole ins Bewusstsein rufen möchten.

Mikao Usui konzipierte das Reiki-System so, dass die Reiki-Energie durch die Symbole erzeugt werden kann. Rufen wir uns Reiki-Symbole in Zukunft also in Erinnerung, rufen wir somit auch die damit verbundene Energie auf. Sind wir noch nicht, zum Beispiel in einem Reiki-Kurs, auf die Symbole eingestimmt worden und haben wir den Einweihungs- bzw. den Einstimmungsprozess noch nicht durchlaufen, sehen die Symbole in den meisten Fällen lediglich wie interessante Zeichnungen für uns aus. Deshalb werden wir diese mit großer Wahrscheinlichkeit auch nicht mit dem Symbol als Reiki-Energie verbinden. Ursprünglich lehrte Mikao Usui Reiki ohne den Gebrauch von Symbolen, griff jedoch für einige seiner Schüler auf diese zurück, um ihnen beim Verstehen sowie Verbinden mit der Reiki-Energie zu helfen. Die vier Reiki-Symbole, die Usui schließlich wählte, sind entweder **echte Symbole, kleine Bilder oder Wörter (Schriftzeichen)**, die auch im Kanji, also den japanischen Schriftzeichen, verwendet werden. Die **ersten beiden Symbole**, **Cho Ku Rei** und **Sei Hei Ki**, sind **mystische Bilder**, also echte Symbole, die aus der buddhistischen sowie schintoistischen Tradition stammen. Die **letzten beiden Symbole**, **Hon Sha Ze Sho Nen** und **Dai Ko Myo**, sind **chinesische Schriftzeichen**, also Wörter, die aus dem japanischen Kanji stammen und deshalb auch im Japanischen gebraucht werden. Alle vier Symbole besitzen **viele potentielle Bedeutungen**, die sich, je nachdem, wie die jeweiligen Zeichen interpretiert werden, voneinander unterscheiden.

Die Reiki-Symbole:

Cho Ku Rei – Symbol 1:

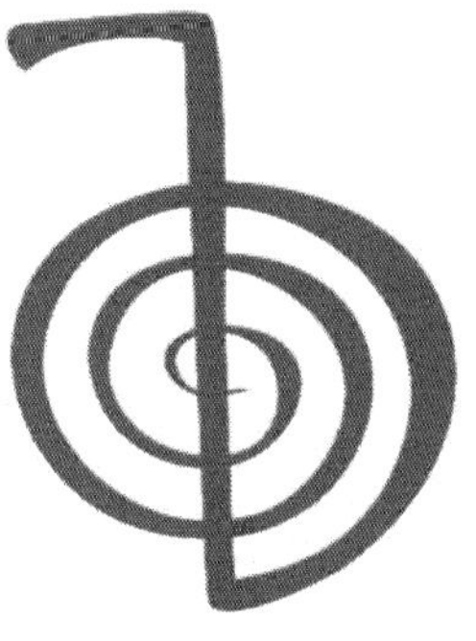

Cho Ku Rei
Reiki-Kraft-Symbol

- **Qualität des Symbols:** Kraft, Fokus, hier wird die gesamte Kraft des Universums platziert
- **Anwendung:** um anderen Reiki-Symbolen Kraft zu verleihen, bei punktuellen Behandlungen, klärt negative Energien, bietet Schutz vor sich selbst oder geliebten Menschen, aktiviert das Gesetz der Anziehung, verhindert Unglück, verbessert Beziehungen, bietet Schutz, erhöht die individuelle Effektivität, reduziert Nebeneffekte medikamentöser Behandlungen, verhindert Unglück, fokussiert die Energie, verbindet mit der Erde und vermittelt ein erdendes Gefühl, Reinigung von sichtbaren oder physischen Objekten (z. B. leblose Gegenstände, Körperteil), ermöglicht die Heilung von Schmerzen oder körperlichen Krankheiten

Sei Hei Ki – Symbol 2:

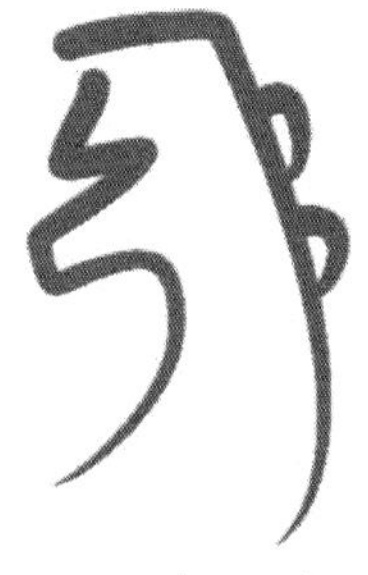

Sei He Ki
Reiki-Emotionales/Mentales-Heilungs-Symbol

- **Qualität des Symbols:** Mentalität, Emotionalität, Harmonie, Balance, die Begegnung von Himmel und Erde, Mensch und Gott werden eins
- **Anwendung:** verbessert das Erinnerungsvermögen, hilft beim Aufgeben schlechter Gewohnheiten, verstärkt Affirmationen, bietet Schutz, lehrt uns alles über die Synchronizitäten in der Natur, verbessert Beziehungen, verbessert Kopfschmerzen, hilft uns, verlorene Objekte wiederzufinden, reinigt und heilt Emotionen und Gefühle, ermächtigt das Herz, fördert Harmonie und Ausgeglichenheit, hilft bei Abhängigkeiten

Hon Sha Ze Sho Nen – Symbol 3:

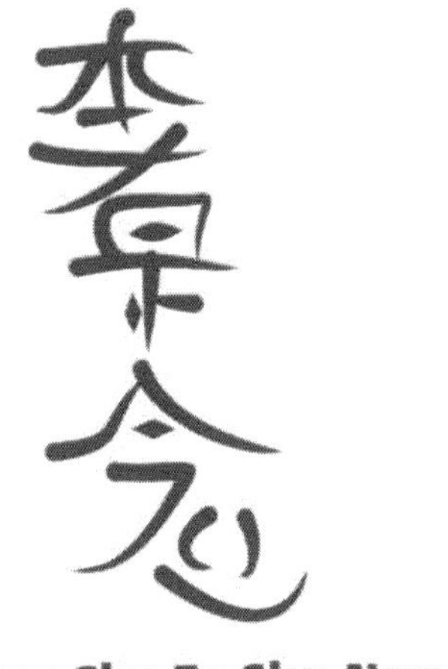

Hon Sha Ze Sho Nen
Reiki-Distanz-Heilungs-Symbol

- **Qualität des Symbols:** Distanz, Verbindung, es gibt keine Gegenwart, Vergangenheit oder Zukunft
- **Anwendung:** wundervolles Tool für all die Menschen, die mit Kontaktbehandlungen während einer Reiki-Sitzung Schwierigkeiten haben, sendet Reiki in die Ferne, harmonisiert Körper, Geist und Seele, heilt die Vergangenheit, sendet positive Energien in die Zukunft, mit Hilfe des Symbols 2 kann positive Energie jederzeit und überall empfangen und gesendet werden, schafft die Einheit aller Wesen, eliminiert die Illusion von Zeit und Raum, hilft bei der Verbindung mit dem Geist, mit Gott oder mit der Seele in sich oder in anderen Menschen

Dai Ko Myo – Symbol 4:

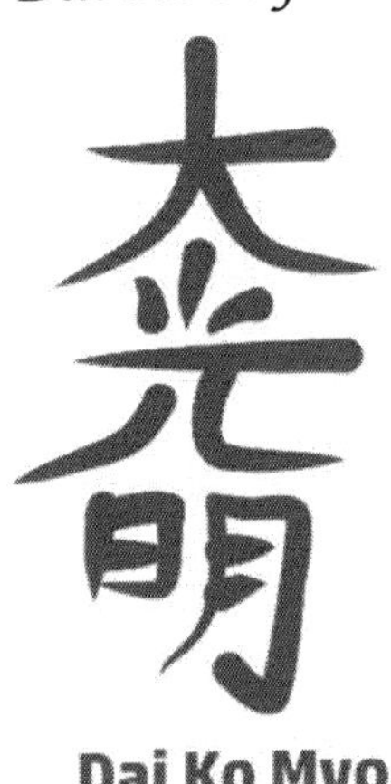

Dai Ko Myo
Meister-Symbol

- **Qualität des Symbols:** Meister, Ermächtigung, große Erleuchtung, helles und strahlendes Licht
- **Anwendung:** öffnet den Kanal für die universelle Energie während der Einweihung, heilt die Chakren, die Aura und alle Krankheiten, die in Folge seelischer Blockaden entstehen, verbessert das Immunsystem, stärkt die Zirkulation der universellen Lebensenergie, hilft bei der persönlichen Entwicklung, verdrängt negative Energien

WER „KANN" REIKI?

Grundsätzlich gehen Reiki-Praktizierende davon aus, dass jeder mit der Gabe geboren ist, die universelle Lebensenergie aufnehmen und weitergeben zu können. Reiki ist **für jeden** von uns **verfügbar** und ganz gleich, wie alt oder wie gesund wir sind, jeder von uns kann Reiki empfangen, erlernen und Zugang zu seiner eigenen Energie erhalten. Um Reiki jedoch ganz gezielt anwenden zu können, müssen wir zunächst eine Unterweisung durch einen Reiki-Lehrenden erhalten. Dieser weiht seine Schüler in speziellen Kursen während verschiedener Reiki-Grade ein. Während der Einweihung fungiert der Reiki-Lehrende als Vermittler, der die universelle Lebensenergie auf seinen Schüler überträgt. Im Zuge dessen wird die Lebensenergie des zu Unterrichtenden gefestigt und seine körperlichen Selbstheilungskräfte werden gefördert. Der Schüler wiederum muss die Reiki-Praxis regelmäßig ausüben und an sich selbst arbeiten, da er, je nach erreichtem Grad, in eine höhere Bewusstseinsstufe eintritt.

Reiki ist nicht vom Talent, der Fähigkeit oder der Religion des Praktizierenden abhängig, sondern sogar so simpel, dass jeder die Heilkunst erlernen und von ihr profitieren kann. Sie ist sanft und nichtinvasiv und aufgrund dessen wirklich **für jeden Menschen zu jeder Zeit geeignet** – für Kinder, Babys, Schwangere, Krebspatienten während der Chemotherapie oder für Menschen in der Hospizpflege. Dabei ist das Reiki-System so einfach, dass man nicht einmal an die universelle Energie glauben muss, damit es funktioniert. Die Reiki-Energie fließt unabhängig davon, ob man an sie glaubt, überall dorthin, wohin sie soll. Dabei unterstützt Reiki sowohl unser persönliches als auch spirituelles Wachstum, hilft uns in jedem einzelnen Abschnitt unseres Lebens und spendet sogar im Tod Trost.

Darüber hinaus ist Reiki jedoch nicht nur für uns Menschen unheimlich wertvoll, sondern kann auch angewendet werden, um einzelne **Räume** und sogar ganze **Häuser** zu reinigen. Außerdem kann die Reiki-Energie auf **Tiere**, **Pflanzen**, **Lebensmittel** und **Wasser** übertragen werden.

POTENTIALE

Reiki ist eine Kraft, die mit dem zentralen Heiler in Verbindung steht und diesen aktiviert. In diesem Fall ist der zentrale Heiler der innere Teil von uns, der Kenntnis darüber besitzt, was genau getan werden muss, damit es uns gut geht. Da Reiki vom Geist geleitet wird, basiert die Energie auf Liebe mit göttlicher Begabung, die sehr vorteilhaft und immer bescheiden ist. Der Sinn von Reiki ist es, **all unsere körperlichen Kraftsysteme zu heilen und diese zusammenzubringen**. Dabei sind die Kraftsysteme emotionale, mentale, physische sowie spirituelle Organisationen unseres Körpers. Reiki dringt tief in bestimmte Eigenschaften ein, die zum Zeitpunkt der Initiierung Heilung bedürfen. Aus diesem Grund kann die Wurzel des Problems jedem genannten System des Körpers innewohnen, wie beispielsweise Allergien oder Asthma.

Erkrankungen wie diese werden primär aufgrund von unregulierten Emotionen hervorgerufen. Wann auch immer wir uns einem medizinischen Heilverfahren unterziehen, bedeutet das nicht automatisch, dass dieses Verfahren uns zwangsläufig auch heilen wird. Denn vielmehr sind es die jeweiligen Systeme, die sich verbünden und übereinstimmen, sodass die Ursache des Problems eliminiert wurde. Es gibt eine Vielzahl von Beispielen, in denen die medizinische Behandlung für sich genommen zu keiner dauerhaften Heilung eines kranken Menschen führen konnte. An dieser Stelle greift Reiki, durch das wir uns friedlich und entspannt fühlen und darüber hinaus in der Lage sind, unser Leben wieder zu leben. Die Hauptaufgabe des zentralen Heilers ist es, Ergebnisse ohne Umwege in einem idealen Modus zu erzielen, weshalb Reiki einerseits den inneren Heiler entzündet und diesen andererseits auch stärkt.

Reiki bringt zahlreiche Vorteile und Potentiale mit sich. So fördert es die Harmonie und das Gleichgewicht in unserem Körper sowie in unserer Umgebung. Indem Reiki den Fluss des Ki anregt, trägt es als nicht-invasive Heilenergie zur Verbesserung sowie Förderung der natürlichen Heilungsfähigkeiten unseres Körpers bei und verbessert somit in der Folge das gesamte Wohlbefinden unseres Körpers. Dadurch kommt Reiki eine wichtige Schlüsselrolle bei der Wiederherstellung unseres Gleichgewichts auf allen körperlichen Ebenen zu, da es nicht nur die Schmerzen oder einige Symptome beseitigt, sondern das Problem vielmehr direkt heilt. Denn während der Behandlung fließt Reiki durch den gesamten Körper und dabei nicht nur durch die Körperregionen, die ein Problem haben. Reiki ist ein **ganzheitlicher Ansatz.** Das bedeutet, dass der **Mensch als Ganzes** betrachtet und anschließend durch Entspannung sowie Ablassen jeglicher Anspannung und Stress zurück ins **Gleichgewicht** gebracht wird. Darüber hinaus ist Reiki in der Lage, sowohl ein emotionales als auch ein mentales Gleichgewicht zwischen Gut und Schlecht herzustellen. Durch die Heilung des Körpers wird in der Konsequenz Last vom Geist genommen, was sich wiederum auf den emotionalen sowie den mentalen Zustand unseres Gehirns auswirkt. Gleichgewicht entsteht immer dann, wenn wir sorgenfrei leben können. Frei von Sorgen zu leben bedeutet gleichzeitig auch, dass Stress nicht existiert und es somit auch keinen Ärger gibt. Dadurch können viele negative Gefühle verschwinden und eine harmonische sowie ausgeglichene Denkweise im Körper hinterlassen. Weiterhin besitzt Reiki die Kraft, auch Depressionen und andere geistliche Krankheiten zu heilen.

Wird Reiki regelmäßig angewendet, kann es uns in einen ruhigeren und friedlicheren Zustand versetzen. Das geistige Gleichgewicht, das wir durch Reiki schaffen, trägt zur Verbesserung des Gedächtnisses, des Lernens sowie der geistigen Klarheit bei und fördert die Heilung von emotionalen sowie mentalen Wunden, negativen Gefühlen, Stimmungsschwankungen oder persönlichen Beziehungen. Allgemein verbessert Reiki unsere Fähigkeit, Liebe zu empfangen und Liebe weiterzugeben, wodurch es uns zu einem offeneren Menschen heranwachsen lässt. Reiki schenkt uns einen Raum, in dem wir unser Bewusstsein für die Prozesse in unserem Körper schärfen können. Dadurch erlangen wir Zugang zu innerer Weisheit und innerem Wissen und sind damit in der Lage, Entscheidungen zu treffen, die unser Leben verändern. Das führt wiederum dazu, dass wir unsere Perspektive auf Dinge in unserem Leben verändern.

Reiki ist ein **natürlicher Energiereinigungsprozess**, weshalb die Erfahrung nicht immer einfach oder ausschließlich positiv ist. Manchmal kann Reiki auch negative Dinge an die Oberfläche bringen. Aus diesem Grund ist es möglich, dass sich Symptome kurzzeitig verstärken, bevor sich die Energie wieder klären und durch einen ungehindert hindurch fließen kann. Während der Reiki-Praxis erleben Empfangene deshalb oftmals eine sogenannte Heilungskrise, was nichts anderes bedeutet, als sich Dinge zunächst verschlimmern, um auf energetischer Ebene alles Festgefahrene sowie Stagnierende freizusetzen. Der Körper kann somit wieder zurück ins Gleichgewicht finden.

URSPRÜNGE & ANWENDUNGSBEREICHE

Reiki ist ein Energieheilsystem, das mit der Heilung auf Energieebene beginnt und sich von dort ausgehend bis zur Wurzel sämtlicher Disharmonien, Unausgeglichenheiten und Krankheiten vorarbeitet. Obwohl die Auseinandersetzung mit den energetischen Feldern unseres Körpers im Zuge der Etablierung alternativer Heilmethoden sowie gewisser New-Age-Philosophien der westlichen Welt in den vergangenen Jahren zunehmend populärer wurde, ist die Energieheilung eine **Heilmethode mit uralter Tradition**. Ursprünglich wurde Reiki als ein System spiritueller Praxis von dem buddhistischen Mönch **Mikao Usui** entdeckt. Es gelang ihm, die Reiki-Energie zu verstehen und so zu kanalisieren, dass er sowohl sich selbst als auch andere um ihn herum heilen konnte. Zur Entstehung der Heilkunst gibt es eine Legende, die häufig von den Nachfolgern Usuis weitergegeben wird: Eines Tages soll Mikao Usui in Sanskrit verfasste tibetanische Sutras (einprägsame Lehrsätze in Versform bzw. eine Lehrsatzsammlung) entdeckt haben, die mehr als 2500 Jahre alt waren. In diesen Sutras soll der therapeutische Erfolg des Handauflegens mit Reiki-Symbolen dargestellt worden sein. Mikao Usui war daraufhin fest davon überzeugt, er habe dieselbe Heilmethode entdeckt, mit der auch Jesus Christus seine außerordentlichen Heilungen vollbracht haben soll.

Nichtsdestotrotz gelang es Usui nicht, diese Symbole zu interpretieren, weshalb er sich zum Meditieren in eine Höhle des japanischen Berges Kuriyama auf der Insel Hokkaido, Japan, zurückzog. Nachdem er dort drei Wochen lang meditierte, fastete und betete, sah er am 21. Tag in seiner Vision ein Sanskrit-Symbol. Am nächsten Morgen verletzte er seinen Fuß absichtlich so stark, dass dieser zu bluten begann. Anschließend legte er seine Hände auf die Wunde und stillte die Blutung. Am selben Tag befreite er außerdem eine Frau von ihren Zahnschmerzen. Von diesem Tag an begann Usui, sein ganz eigenes Heilsystem zu entwickeln und andere Menschen mit seinen Händen zu heilen.

Obgleich sich im Laufe der Zeit verschiedene, von der ursprünglichen Reiki-Methode Usuis abweichende Zweige herausgebildet haben, ist ihnen allen die Fähigkeit, die universelle Lebensenergie zu kanalisieren, gemein. Jeder Reiki-Praktizierende hat unterschiedliche Beweggründe für die Ausübung von Reiki. Dabei kann das, was wir uns heute von Reiki erhoffen, in wenigen Wochen schon ganz anders aussehen. Doch welcher Beweggrund sich auch immer hinter dem Wunsch der Anwendung verbergen mag, Reiki wird uns immer auf eine ganz natürliche und sichere Art und Weise weiterhelfen können. Reiki sorgt für tiefe

Entspannung und kann uns helfen, physische wie psychische Leiden zu heilen. Leiden wir unter Schmerzen oder haben mit einer Krankheit zu kämpfen, verschafft uns Reiki eine Pause von unserem Leid, fördert unser körpereigenes Heilungssystem und verstärkt seine heilende Wirkung. Außerdem bieten zunehmend mehr Ärzte, Krankenschwestern sowie Krankenhäuser Reiki an und kombinieren die Heilkunst immer öfter mit weiteren Heilmethoden. Der Grund dafür ist, dass Reiki die Nebenwirkungen konventioneller oder alternativer Medikamente reduzieren und die Regenerationszeit nach einer Operation verkürzen kann. Reiki reduziert die Nebenwirkungen konventioneller oder alternativer Medikamente und verkürzt die Regenerationszeit nach einer Operation.

Im Reiki gibt es ein spezielles Symbol zur emotionalen Heilung und Förderung von Harmonie, weshalb die Energiepraxis zur Heilung von Emotionen beitragen kann. Die sanfte Genesung lässt sich darüber hinaus auch gut mit Massagen, Psychotherapie und weiteren, für emotionale Probleme angewandten Behandlungen kombinieren. Insbesondere auf emotionaler Ebene hilft Reiki beim Loslassen von festgefahrenen oder verschütteten Gefühlen. Deshalb kann es hin und wieder vorkommen, dass Reiki-Empfangene bei Sitzungen zu weinen beginnen oder verschiedenste Erinnerungen in ihnen hochkommen. Das emotionale Loslassen hat dann ein gereinigtes Gefühl zur Folge. Zudem können hochkommende Erinnerungen auf Dinge aus der Vergangenheit hinweisen, die weitere Heilung benötigen. Wenn wir bereit für Veränderung, Wachstum und Heilung sind, kann Reiki ein wundervolles Werkzeug für unser Streben nach Ganzheit sein, da uns Reiki für die Segnungen der universellen Lebensenergie öffnet. Durch die Anwendung von Reiki entdecken wir womöglich, dass wir beginnen, zu wachsen, oder dass wir an einen Ort des Friedens zurückkehren, der schon lange Zeit in Vergessenheit geraten ist. Wir beginnen, Dinge in unserem Leben zu verändern, und werden uns seltsamer Ereignisse bewusst – zum Beispiel werden sich bestimmte Situationen genau im richtigen Moment zu unseren Gunsten verändern oder es tauchen Menschen in unserem Leben auf, um uns zu helfen. Wir vertrauen darauf, dass sich alle Dinge in unserem Leben positiv entwickeln werden und es uns gut geht. Außerdem begleitet uns die Gewissheit, dass uns Reiki zu jeder Zeit, vor allem aber in schwierigen Zeiten, immer zur Verfügung steht.

Wenn Energien aus dem Gleichgewicht geraten

ENERGETISCHE PERSPEKTIVEN

Die universelle Energie

Die universelle Energie ist die Energie, die uns und andere Lebewesen durchströmt und im Zuge dessen mit Lebensenergie versorgt und uns belebt. Im Laufe der Zeit haben sich für die universelle Energie noch weitere Bezeichnungen herausgebildet, zum Beispiel Liebe oder Gott. Wenn in diesem Buch von der Reiki-Energie die Rede ist, ist damit immer die universelle Energie gemeint.

Die subtile Energie

Die subtile Energie bezieht sich dagegen sowohl auf die universelle Energie als auch auf die Energiefelder unseres menschlichen Körpers. Die Gegenwart der subtilen Energie können wir allerdings immer erst dann spüren, wenn wir selbst zur Ruhe gekommen sind und die Dinge um uns herum bewusst wahrnehmen können. Wenn wir Reiki empfangen, kann es durchaus vorkommen, dass sich die universelle Energie gar nicht so subtil anfühlt, denn bei einigen Sitzungen können wir zum Beispiel die Hitze der Hände des Reiki-Behandelnden spüren oder womöglich sogar fühlen, wie die Energie wellenförmig durch unseren Körper hindurchströmt. Die Reiki-Energie wird dabei von jedem Menschen auf eine andere Art und Weise wahrgenommen, wobei sich diese Wahrnehmung mit der Zeit verändern kann. Sind wir nämlich selbst in die Reiki-Energie eingeweiht worden, ist es möglich, dass wir die universelle Energie stärker spüren können. Doch selbst, wenn wir sie zu Beginn unserer Reise nur leicht oder womöglich gar nicht spüren, ist das kein Grund zur Panik, denn die Reiki-Energie funktioniert selbst dann, wenn wir sie nicht fühlen können.

DIE WELT IST AUS DEN ANGELN GEHOBEN

Wir leben in einem **unendlichen Meer aus Energien**, die zwar unsichtbar sein mögen, die wir aber trotzdem ganz **deutlich wahrnehmen und spüren** können, sobald wir uns bewusst dafür öffnen. Wenn wir den menschlichen Körper auf subatomarer Ebene betrachten, können wir feststellen, dass dieser aus **schwingenden Energieeinheiten** besteht. Doch nicht nur der menschliche Körper, sondern auch alles andere im Universum besteht aus Energie und ist miteinander verbunden. Unser Körper ist von einem unsichtbaren **elektromagnetischen Feld** umgeben, das oftmals auch als **Aura** bezeichnet wird und **auf andere Schwingungsfelder reagiert**.

Die einzelnen Schichten der Aura repräsentieren die verschiedenen Aspekte unseres physischen und spirituellen Selbst. Dabei ist die Aura wie unser **individueller Fingerabdruck** oder die **Farbe unserer Seele**, die das Licht unserer inneren Wahrheit hinaus in die Welt strahlt und unseren Charakter sowie unsere Stimmung zum Ausdruck bringt. Entstehende Krankheiten sind sowohl physisch als auch psychisch von Heilsichtigen und Hellfühlenden bereits in der Aura wahrnehmbar, sodass Reiki-Gebende hier direkt auf die betroffenen Bereiche einwirken können. Obgleich unsere Gedanken unsichtbar sein mögen, bestehen sie, genauso wie alles andere auch, aus Energie. Wenn wir nun permanent negativen Dingen gedanklich Raum schenken, strahlen wir diese Negativität durch unser Energiefeld nicht nur aus, sondern ziehen negative Dinge auch ganz automatisch an. Doch nicht nur unsere eigenen Gedanken und unsere Schwingungen nehmen permanent Einfluss auf uns, sondern auch die anderer Menschen und anderer Dinge. Fremde Energien und Schwingungen beeinflussen uns unbewusst, weshalb unser Gehirn gewisse Menschen oder bestimmte Situationen ganz automatisch bewertet. Wer kennt nicht die Situation, in der man einen Raum betritt und sich sofort unwohl fühlt, oder wir begegnen einem Fremden und empfinden ihn auf Anhieb sympathisch oder unsympathisch? Sicher haben auch Sie bereits einmal die Erfahrung gemacht, dass ein Bekannter vor Ihrer Tür steht und einen für Sie bisher unbekannten Freund mitgebracht hat und Sie sofort ganz ähnliche Gefühle und Assoziationen mit diesem Unbekannten verknüpfen wie mit Ihrem Bekannten, nicht wahr? Sobald ein positiv denkender und ein negativ denkender Mensch aufeinandertreffen, schwingen die Energiefelder beider Personen aufeinander zu und treffen sich anschließend energetisch in der Mitte.

Dieses Phänomen erklärt zum Beispiel, warum wir uns ausgelaugt fühlen, nachdem wir uns mit einem negativ eingestellten Menschen unterhalten, oder warum sich zwei Personen, die ständig nur nörgeln, so gut verstehen.

Wir mögen zwar keine Kontrolle über die Energien haben, die uns umgeben, jedoch sind wir diesen auch nicht hoffnungslos ausgeliefert, da **Energie immer der Aufmerksamkeit folgt**. Das bedeutet, dass die Energie immer zu den Dingen, Situationen oder Menschen fließt, auf die wir unsere eigenen Gedanken richten. Ist unsere Grundeinstellung also eher negativ, fokussieren wir uns ganz automatisch eher auf das Negative dieser Welt. Infolgedessen nehmen wir überwiegend die negativen Aspekte der Realität wahr, weshalb uns die Welt oftmals böse, dunkel und trist erscheint. Damit einher geht außerdem, dass negativ denkende Menschen immer auch andere negativ denkende Menschen anziehen, da negative Energie stets Negatives anzieht und Negatives wiederum weitere negative Energien anlockt. Dadurch werden ursprünglich schlechte Gedanken nur bestätigt, wodurch die Grundlage für weitere negative Gedanken gelegt wird, aus denen wiederum neue negative Gefühle folgen und damit ein Teufelskreis beginnt.

Auf der anderen Seite bedeutet all das jedoch auch, dass wir unser Leben bewusst mit unseren Gedanken steuern und positive Gedanken und Gefühle anziehen und damit negativen Schwingungen in unserem Leben weniger Raum schenken können. Sobald wir unsere Aufmerksamkeit auf die positiven Aspekte in unserem Leben richten, erhalten wir ganz automatisch zunehmende positive Resonanz, erhöhen unsere eigene Grundenergie und erfahren Positives. Erlauben wir uns dann noch, uns während der Reiki-Praxis mit der universellen Energie zu verknüpfen, sind wir in der Lage, den universellen Fluss anzuzapfen, uns um unsere körperliche sowie seelische Gesundheit zu kümmern und uns in die Einheit von allem, was ist, einzuklinken, denn wir alle sind mit allem verbunden.

SEELISCHES UND KÖRPERLICHES (UN)GLEICHGEWICHT

Unsere Gesundheit ist mit dem harmonischen Fluss der universellen Lebensenergie, dem **Qi**, gleichzusetzen. Dieses Qi zirkuliert bestenfalls ohne Unterbrechungen auf unseren Energieleitbahnen, den sogenannten **Meridianen**, die sich durch unseren gesamten Körper hindurchziehen. Sobald diese Zirkulation jedoch ins Stocken gerät, gelangt unser Körper aus seinem Gleichgewicht und **Blockaden** und **Krankheiten** sind die Folge. Das energetische Gleichgewicht von jedem Einzelnen von uns wird dabei von **unterschiedlichen Störfaktoren** angegriffen, durch die wir ins **Ungleichgewicht** geraten. Befinden wir uns in einem stabilen energetischen Gleichgewicht, geht es uns gut; wir sind gesund und können schwierige Situationen ohne Probleme meistern. Doch sobald gehäufte Störfaktoren auftreten, die über einen längeren Zeitraum anhalten, schwächen diese unser energetisches Gleichgewicht und führen zu Überempfindlichkeit und Krankheiten. Die Störfaktoren lassen sich dabei grob **in innere sowie äußere Faktoren** unterteilen.

Zu den **inneren Faktoren** zählen Ursachen wie die Lebensart, die zum Beispiel unsere Schlaf- und Essgewohnheiten oder unser Suchtverhalten meint, sowie der innere Druck, den wir uns oftmals selbst im Leben machen. Hierzu gehören Eigenschaften wie Perfektionismus, Kontrollzwang, innere Unzufriedenheit, der Wunsch, zu viel erreichen zu wollen, und die fehlende Akzeptanz für unveränderbare Situationen. Außerdem können auch innere Ursachen wie Angst, destruktive Glaubenssätze, Zorn, Wut oder Traurigkeit dazu führen, dass wir in ein energetisches Ungleichgewicht geraten. Selbst eine zerrüttete Kindheit kann die Ursache für spätere negative Befindlichkeiten sein – physisch wie psychisch.

Zu den **äußeren Faktoren** gehören hingegen Beschwerden, die beispielsweise durch den Einfluss des Klimas auf den menschlichen Körper verursacht werden – wie Kopfschmerzen aufgrund heißer Föhnluft, Funkwellen, WLAN, Chemtrails, HAARP oder rheumatische Schmerzen bei kalter und feuchter Witterung. Zudem zählen zu den äußeren Faktoren all die Dinge, die für die Entgleisung des energetischen Gleichgewichts verantwortlich sind. Hierzu zählen etwa belastende sowie zerrüttete Familiensituationen, beruflicher Druck, unerwartete Todesfälle, Krankheiten, Trennungen, ungesunde Ernährung, Kündigungen sowie alle weiteren Steine, die uns das Leben in den Weg legt. Viele Menschen fühlen sich, als wären sie ihren äußeren Faktoren hilflos ausgeliefert. Dabei sind sie für ihren Stress teilweise sogar selbst verantwortlich, zum Beispiel durch fehlenden Mut, mangelndes Selbstbewusstsein oder eine überladene Freizeitagenda. Natürlich gibt es auch viele Situationen, die wir nicht ändern können und einfach meistern müssen.

In Lebensabschnitten, in denen jene Situationen gehäuft auftreten, gilt es, unser energetisches Gleichgewicht so gut es geht zu bewahren. Da unsere Gefühle und Emotionen untrennbar mit unserem Körper verbunden sind, können Krankheiten, die innerhalb unseres Organismus auftreten, ihren Ursprung ebenso im Außen haben. Sobald die Lebensenergie nicht mehr ungehindert durch unsere Meridiane fließen kann und ins Stocken gerät, können – aufgrund von Energieblockaden – körperliche sowie seelische Beschwerden, Probleme und Krankheiten die Folge sein.

Seelische Krankheiten

Der Körper gilt als Spiegel der Seele, denn die seelischen Konflikte und Kämpfe, die wir in unserem Unterbewusstsein austragen, spielen sowohl bei der Entstehung seelischer als auch körperlicher Krankheiten eine wesentliche Rolle. Wenn es unserem Körper schlecht geht, leidet auch unsere Psyche darunter. Umgekehrt können wir die Auswirkungen einer schlechten psychischen Verfassung aber auch auf körperlicher Ebene spüren.

Unsere Gefühle und Emotionen wirken sich unmittelbar auf unsere Lebensenergie aus und können zu energetischen Blockaden und damit einem gestörten Qi-Fluss sowie einem energetischen Mangel führen. Die meisten Menschen, die an einem Energiemangel leiden, haben mit unbewussten seelischen Konflikten zu kämpfen. Diese unbewussten Konflikte führen auf der einen Seite dazu, dass die feinstoffliche Energie blockiert wird. Auf der anderen Seite manipulieren sie das eigene Handeln und Fühlen, sodass Betroffene verstärkt zu selbstschädigenden Verhaltensweisen neigen und zunehmend zum Opfer ihrer eigenen Konfliktinhalte werden. Dies kann bis zur Selbstsabotage führen. Der Mangel an feinstofflicher Energie wird im Laufe der Zeit immer größer und führt letzten Endes zu seelischen Blockaden. Bei Jugendlichen und Kindern kommen diese Blockaden zum Beispiel in Form von fehlendem Durchhaltevermögen, Konzentrationsstörungen, Rückzugstendenzen, selbstschädigendem Verhalten, mangelnder Erziehbarkeit sowie einer Vielzahl von Verhaltensstörungen, die zum Teil mit verstärkter Aggressivität einhergehen, zum Ausdruck. Bei Erwachsenen macht sich der energetische Mangel hingegen unter anderem durch Müdigkeit, Schlafstörungen, Verspannungen, erhöhte Reizbarkeit, Selbstsabotage, Unsicherheiten, allgemeines Unwohlsein und mangelnde Belastbarkeit bemerkbar. Außerdem scheint es, als würden Betroffene ihren Alltag nicht mehr aktiv gestalten können, sondern als wären sie viel mehr zum Opfer ihrer eigenen Umstände geworden. Auffällig ist außerdem, dass Betroffene häufig berichten, dass die Beschwerden bereits seit mehreren Jahren bestehen. In der Folge bedeutet dies, dass auch der damit einhergehende energetische Mangel ebenfalls seit einer längeren Zeit andauert. Seelische Konflikte entstehen infolge traumatischer Erlebnisse, die vom Gesamtorganismus ausgelagert werden, da sie so bedrohlich wirken, dass die Seele sie kaum ertragen könnte. Um das emotionale Überleben zu garantieren, wird das Thema des Konfliktes kurzerhand aus dem Bewusstsein verbannt und anschließend verdrängt. Zudem wohnt jedem Konflikt eine feinstoffliche Ladung inne. Auf energetischer Ebene führt ein Konflikt, wie bereits erwähnt, immer zu einer Auslagerung, die durch einen Verlust an Lebensenergie zum Ausdruck kommt. Der Konflikt ist wie ein durstiger Vampir, der anschließend an unserem Energiekörper Energie anzapft und von unserer Lebenskraft zerrt. Da die traumatischen Inhalte unserer Konflikte vielfältig sind, gibt es jedoch nicht nur den einen Konflikt, sondern viele verschiedene traumatische Emotionspakete.

Seelische Blockaden hindern unseren Energiefluss. Sie hemmen, behindern und schränken uns ein. Wir treten auf der Stelle und machen unsere Mitmenschen für unser persönliches Unglück verantwortlich, obwohl wir uns eigentlich nur selbst im Wege stehen. Die Hilfe anderer stempeln wir als Kritik an unserer Person ab und leben in dem Glauben, dass wir an unserem Leben nichts ändern können. Dabei ist es im Leben niemals zu spät, etwas aus einem anderen Gesichtspunkt heraus neu zu betrachten und umzuwandeln. Wenn wir gewillt sind, unsere seelischen Blockaden zu heilen, kann Reiki eine wundervolle Methode sein, um unseren Energiefluss zu stärken, damit unsere Lebensenergie wieder zirkulieren kann.

Zerrüttete Familien

Energetische Blockaden und Ungleichgewichte können sich aber nicht nur in unserer persönlichen körperlichen oder seelischen Verfassung widerspiegeln, sondern auch in der Balance innerhalb der eigenen Familie. Dysbalancen kommen dabei in den meisten Fällen zunächst bei Kindern zum Ausdruck. Meistens sind jedoch nicht nur die Kinder in irgendeiner Weise aus dem energetischen Gleichgewicht gefallen, sondern die gesamte Familie. Denn eine Familie zu sein, ist eine große Aufgabe, die allen Mitgliedern viel Kraft abverlangt. Die Balance innerhalb einer Familie aufrechtzuerhalten bedeutet, dass das Familienleben auf eine Art und Weise gestaltet ist, die es jedem einzelnen Mitglied ermöglicht, sich gut zu fühlen, gesund zu sein und seinen eigenen Platz innerhalb des engen Kreises zu kennen. Im Trubel des Alltags ist es nicht immer die einfachste Aufgabe, das energetische Gleichgewicht der Familie aufrechtzuerhalten und trotz aller Unterschiede innerhalb der Persönlichkeiten ein harmonisches Miteinander zu gestalten. Die einzelnen Mitglieder innerhalb des Systems Familie sind wie durch ein überdimensionales, energetisches Spinnennetz miteinander verbunden, weshalb sie auf die Bedürfnisse, Wünsche, Handlungen und Lebensumstände jedes Einzelnen in diesem System reagieren. Wenn diese einzelnen Energiefäden nun aber durcheinanderkommen, kann die Lebensenergie nicht mehr ungehindert zwischen den jeweiligen Familienmitgliedern fließen und typische Familienprobleme sind die Folge. Um als Familie nun im energetischen Gleichgewicht zu bleiben, ist es wichtig, miteinander zu kommunizieren und energetische Blockaden und seelische Konflikte zu lösen.

Körperliche Leiden

Bleiben wir jedoch untätig, ignorieren unsere persönlichen oder aber die seelischen Blockaden innerhalb unserer Familie und verändern nichts, werden sich diese irgendwann auf körperlicher Ebene manifestieren und in Form von seelischen wie körperlichen Leiden oder sogar chronischen Krankheiten zeigen. Denn Energiemangel und Energieblockaden finden immer erst auf psychischer Ebene ihren Ausdruck, wenn wir nicht auf die Signale achten, die uns unser Körper sendet. Aus diesem Grund liegen vielen körperlichen Beschwerden auch psychische Ursachen zugrunde, für die sich oftmals keinerlei körperliche Beweggründe finden lassen.

Chronische Krankheiten

Schaffen wir es nicht, unseren Energiefluss zu stärken, unsere Blockaden aufzulösen und dadurch wieder zurück ins Gleichgewicht zu finden, kann sich unser seelisches und körperliches Leid jedoch auch zu chronischen Krankheiten entwickeln. Chronische Krankheiten sind lang andauernde Krankheiten, die nicht vollkommen geheilt werden können und aufgrund dessen wiederholte Behandlungen erfordern. Obgleich sich Reiki als alleinige Behandlung nicht eignet, wird die Energieheilung, neben der Behandlung von seelischen Beschwerden sowie psychischen Dysbalancen, auch bei chronischen Erkrankungen als Begleittherapie angewendet, da die Stärkung der universellen Lebensenergie in keinem Fall schaden kann. An dieser Stelle greift die wunderbare Heilmethode des Reiki, mit der wir Krankheiten auf seelischer, geistiger oder körperlicher Ebene entgegenwirken oder diese sogar im Vorfeld verhindern können. Dafür bieten sich die zahlreichen Heiltechniken an, die im Laufe der nächsten Kapitel beschrieben und erläutert werden.

Einführung in die Heilkunst des Reiki

ALLGEMEINES

Oftmals wird Reiki als das Einmünden irdischer sowie himmlischer Energie in unser Herz umschrieben, wodurch Körper, Geist und Seele in Einklang gebracht werden. Je häufiger wir Reiki dabei praktizieren, desto stärker können wir diese Harmonie spüren. Bei Reiki dreht sich alles darum, einen Raum im eigenen Körper, im eigenen Geist, im eigenen Leben zu schaffen. Denn Raum zu schaffen bedeutet, jede festgefahrene und stagnierende Energie im eigenen System, im energetischen Feld, im physischen Körper und damit im eigenen Zuhause zu schaffen, um im Fluss des Lebens sein zu können. Sobald wir beginnen, uns Gedanken über die universelle Lebensenergie zu machen, fangen wir an, zu bemerken, dass Energie überall um uns herum ist. Die Schönheit von Reiki liegt in ihrer Simplizität und darin, dass jeder davon profitieren kann. Deshalb ist es auch nur wenig überraschend, dass die Popularität von Reiki überall auf der Welt zunimmt. Reiki erdet und stellt unsere Energie wieder her, weshalb regelmäßige Sitzungen die Energie in unser Leben bringen, die wir benötigen. Dabei begleitet uns die Heilkunst durch den Prozess unseres Lebens und hilft uns, dem Fluss des Universums zu vertrauen. Obgleich die Wirkung von Reiki nicht wissenschaftlich bewiesen ist, gibt es zunehmend mehr Menschen, die die Heilkunst in ihr Leben integrieren und von dieser profitieren. So berichten zahlreiche Praktizierende, dass Reiki ihnen dabei geholfen hat, sich ausgeglichener zu fühlen, stressresistenter zu werden, ihre eigenen Schwächen anzuerkennen und diese zu reduzieren. Bei anderen heilte Reiki sogar körperliche Beschwerden. Letzten Endes kann Reiki dazu beitragen, unser Leben sowohl auf körperlicher als auch auf geistiger sowie emotionaler Ebene ins Gleichgewicht und damit in Fluss zu bringen. Denn als Heilsystem beginnt Reiki damit, uns auf energetischer Ebene zu heilen, und arbeitet sich dann bis hin zur Wurzel jeder Krankheit, Disharmonie sowie Unausgeglichenheit vor.

Als Heilenergie kommen Reiki dabei die nachfolgenden Eigenschaften zu: Reiki ist durch und durch **positiv** und hat **keine negativen Auswirkungen**. Außerdem ist Reiki **intelligent**, da die Energie genau das heilt, was momentan der Heilung bedarf – auch wenn uns nicht einmal bewusst ist, was wir gerade benötigen. Jeder Reiki-Empfangene zieht sich genau die richtige Energiemenge an genau die Stellen, an denen es an Energie mangelt. Aus diesem Grund fühlen Reiki-Gebende oftmals, wie die eigenen Hände von einer bestimmten Stelle magnetisch angezogen werden. Bei der Anwendung kanalisieren Reiki-Praktizierende die universelle Energie mit dem Ziel, den körpereigenen Prozess der Heilung zu unterstützen und es dem Empfänger somit zu ermöglichen, sich sowohl körperlich als auch emotional zu heilen. Währenddessen fungieren sie als Kanal bzw. als Leitung für die Reiki-Energie, damit diese zum Empfangenden fließen kann. Im Zuge dessen verbinden sie sich durch ihre Schwingungswelt hindurch mit all dem, was sie benötigen, um zurück ins Gleichgewicht zu kommen. Die Reiki-Energie ermöglicht es dem Empfangenden dann, seine eigenen Selbstheilungskräfte zu aktivieren.

DAS MERIDIANSYSTEM

Meridiane sind **Kanäle** bzw. **Leitbahnen**, in denen der Traditionellen Chinesischen Medizin (TCM) zufolge die **Lebensenergie Qi** (Aussprache: Tschi) wie das Blut durch unsere Adern fließt und in sämtliche Bereiche des menschlichen Körpers transportiert wird. Demnach sind Meridiane **Verbindungen zu unseren Organen, unserer Psyche sowie unseren körperlichen Funktionen.** Folgt man den Spuren der Traditionellen Chinesischen Medizin, ist das Meridiansystem ein weit **verzweigtes Transportnetz aus Leitbahnen** und miteinander verflochtenen Bereichen, die mit dem gesamten Körper in Verbindung stehen. Dadurch kann der Körper an all den Stellen mit Energie versorgt werden, an denen diese gerade benötigt wird. Damit gleicht der menschliche Körper also einem **Geflecht aus Energiebahnen**. Insgesamt gibt es **zwölf primäre Meridiane**, die die wichtigsten Elemente des Leitbahnsystems darstellen und jeweils einem Funktionskreis oder einem Organsystem zugeordnet sind. Von den zwölf Hauptmeridianen sind **jeweils sechs in Yin und die anderen sechs in Yang unterteilt.** Die Lunge, die Leber, die Niere, das Herz, der Herzbeutel sowie die Milz gehören zu den Yin-Organen und haben die Aufgabe, reine Energie zu regulieren, sie zu transformieren und anschließend zu speichern. Im Gegensatz dazu werden dem Yang der Magen, die

Harnblase sowie die Gallenblase, der Dickdarm, der Dünndarm sowie der Dreifach-Erwärmer, zugeordnet. Der Dreifach-Erwärmer-Meridian herrscht dabei jedoch nicht über ein bestimmtes Organ. Vielmehr fungiert er als Wächter über die Funktion des Verdauungsorgansystems, des Urogenitalsystems und des Atmungssystems. Die Yang-Organe beschäftigen sich mit unreinen Substanzen – etwa mit nicht verdauter Nahrung, Abfallstoffen oder Urin. Weiterhin steht jedes Yin-Organ inklusive seines Meridians mit seinem komplementären Yang-Organ und dessen jeweiligem Meridian in unmittelbarer Beziehung. Daraus ergeben sich die folgenden Meridianpaare:

- Milz und Magen
- Herz und Dünndarm
- Harnblase und Niere
- Gallenblase und Leber
- Dickdarm und Lunge
- Dreifach-Erwärmer und Herzbeutel

Die zwölf Hauptleitbahnen verlaufen parallel zu unserer Körperachse. Darüber hinaus gibt es noch **zwei weitere Hauptmeridiane**, **das Lenkergefäß bzw. das Gouverneursgefäß** und **das Konzeptionsgefäß**. Sie verlaufen sowohl an der vorderen als auch an der hinteren Körpermitte, sind jedoch nicht mit einem bestimmten Organ verknüpft. Das Konzeptionsgefäß steht dabei mit den sechs Yin-Organen in direkter Verbindung, wohingegen das Lenkergefäß über die sechs Yang-Organe wacht. Obgleich die Energiebahnen des Meridiansystems denen des Blutsystems ähneln, sind sie mit dem Verlauf der Blutbahnen nicht identisch, da sie sowohl an der Hautoberfläche als auch im Inneren unseres Körpers verlaufen und somit eine Verbindung zwischen innen und außen darstellen. Weiterhin befinden sich an den Meridianen wichtige Meridianpunkte, die sogenannten **Akupunkturpunkte**, die den jeweiligen Kanal stimulieren können. Dabei kann ein Meridian mehrere solcher Punkte besitzen, die zudem mit bestimmten Organen verbunden sind.

Dem Wissen der Traditionellen Chinesischen Medizin zufolge kann das Meridiansystem zum einen Kenntnis über den **Zustand unserer Organe** geben und zum anderen die **Funktion der Organe durch die Meridiane beeinflussen**. Können die Energien frei und ungehindert durch unsere Leitbahnen fließen, sind wir gesund. Kommt es jedoch zu Stagnationen oder sogar zu ganzen Blockaden der

Energie in einem Bereich, bringt unser Körper diese zunächst in Form von leichten Beschwerden, Symptomen oder Funktionsstörungen zum Ausdruck, aus denen später sogar Krankheiten hervorgehen können. Außerdem kann eine Blockade in den Meridianen auftreten, wenn eine Störung des Yin- und Yang-Gleichgewichts besteht, denn Krankheiten kommen immer erst auf psychischer Ebene zu uns und können sich dann körperlich manifestieren, wenn wir nicht auf die Signale unseres Körpers achten. Sind einzelne Meridiane oder sogar das gesamte Meridiansystem gestört, kann die Behandlung auf unterschiedliche Weise erfolgen. Die TCM arbeitet im Zuge dessen primär mit Akupunktur oder Heilkräutern. Dabei hat die Akupunktur zum Ziel, die Stauungen und Blockaden im Meridiansystem mithilfe von feinen Nadelstichen zu lösen, wohingegen die chinesische Kräuterheilkunde versucht, die Meridiane durch verschiedene Kräuter sowie Kräutermischungen zu beeinflussen und den Energiefluss damit zu harmonisieren. Darüber hinaus können unterschiedliche Massageformen dazu beitragen, das Meridiansystem zu stimulieren und die Reiki-Energie wieder ungehindert fließen zu lassen. Nicht zuletzt bringt natürlich auch eine Reiki-Behandlung das Yin und Yang wieder ins Gleichgewicht, löst Blockaden in den Meridianen auf und sorgt dafür, dass das Qi ungehindert und reibungslos durch das Meridiansystem geleitet werden kann.

WAS HÄNDE VERRATEN

Das japanische Wort Reiki bezeichnet die universelle (Rei) Lebensenergie (Ki), die durch den Körper fließt und damit zur energetischen Heilung beiträgt. Durch Handauflegen überträgt die behandelnde Person die Lebensenergie auf die empfangende Person und stärkt damit deren körperliche sowie geistige Selbstheilungskräfte. Dabei verraten unsere eigenen Hände bereits ohne Reiki-Behandlung so einiges über unseren Charakter sowie über unsere persönlichen Eigenschaften. Grundsätzlich gibt es **vier verschiedene Handtypen**, die nach den klassischen Elementen Erde, Feuer, Wasser und Luft benannt sind und für dessen Einordnung die Proportionen unserer Handfläche sowie unserer Finger entscheidend ist.

Die Erdhand

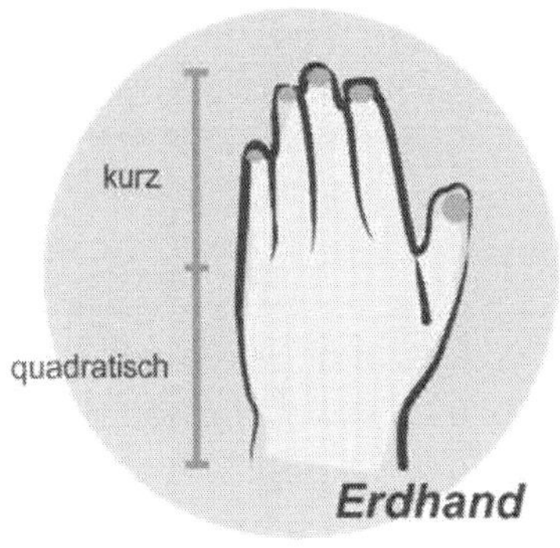

Eine quadratische Handfläche und kurze Finger sind charakteristisch für die Erdhand. Menschen, die diese Handform besitzen, wird nachgesagt, dass sie mit beiden Beinen fest im Leben stehen und ihr Schicksal deshalb selbst in die Hand nehmen. Sie sind praktisch veranlagt, denken rational und sind emotional stabil. Menschen mit einer Erdhand wirken auf andere still und introvertiert. Nichtsdestotrotz sind sie sehr hilfsbereit und verlässlich. Außerdem legen sie im Job großen Wert auf feste Strukturen, weil ihnen das Gefühl von Sicherheit sehr wichtig ist. Auf der anderen Seite fällt es ihnen oftmals schwer, mit Stress umzugehen. Da ihnen dieser buchstäblich auf den Magen schlägt, ist das Verdauungssystem ihre gesundheitliche Schwachstelle.

Die Feuerhand

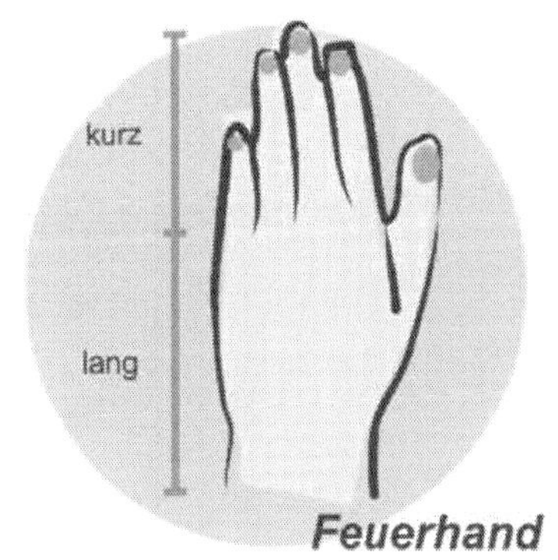

Die Feuerhand ist durch eine längliche Handfläche und kurze, oftmals unruhige Finger gekennzeichnet. Menschen, die eine Feuerhand besitzen, sind wahre Organisationstalente und packen gerne mit an. Aufgrund ihrer hohen Vitalität setzen sie sich dafür ein, dass Dinge ins Rollen gebracht werden. Sie suchen ständig nach einer neuen Herausforderung und lieben, als Folge ihrer kindlichen Neugierde, das Unbekannte. Durch ihre charismatische Ausstrahlung und ihre positive Lebenseinstellung gelingt es ihnen, ihre Mitmenschen in ihren Bann zu ziehen. Menschen mit einer Feuerhand stehen gerne im Mittelpunkt, weshalb sie sich in Gruppen oder Vereinen auch so wohl fühlen. Außerdem können sie gut mit Hektik und Stress umgehen und sind in Geldangelegenheiten sehr risikofreudig. Zudem sind sie für Verletzungen oder Herz- und Gefäßkrankheiten anfällig, da sie, aufgrund ihres Energieüberschusses, dazu neigen, über das Ziel hinauszuschießen.

Die Wasserhand

Menschen mit einer Wasserhand besitzen längliche Handteile und lange Finger. Sie obliegen dem starken Einfluss ihrer Stimmung und sind äußerst feinfühlig. Sie bevorzugen es, ihre Zeit in einem gewohnten und ruhigen Umfeld zu verbringen. Dadurch, dass sie ihre Gefühle zulassen, einfühlsam und weich sind, können sie ihren Mitmenschen viel Feingefühl entgegenbringen. Aufgrund ihrer emotionalen Art sind sie außerdem leicht verletzbar und können nicht gut mit Stress umgehen. Um sich rundum wohlzufühlen, sollten Menschen mit einer Wasserhand ihre künstlerischen Fähigkeiten ausleben.

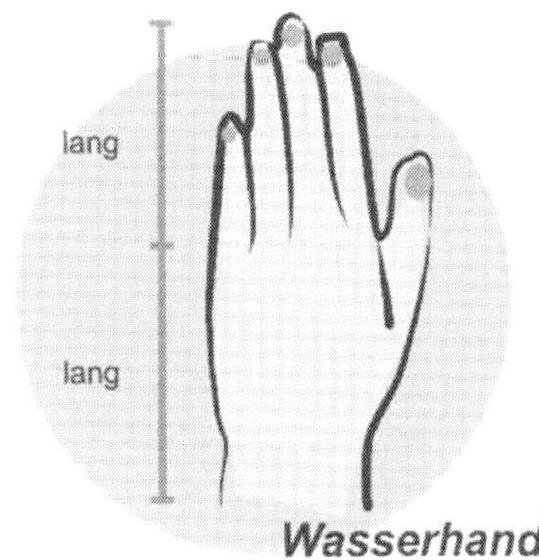

Die Lufthand

Charakteristisch für die Lufthand sind eine quadratische Handfläche und lange Finger. Menschen, die diese Handform besitzen, sind ständig in Bewegung, leben in einer Art Traumwelt und schwelgen häufig in Gedanken. Wird ihnen die Realität einmal zu viel, ergreifen sie die Flucht und verbinden ihre gedankliche Welt dabei mit Leichtigkeit und Inspiration. Menschen mit einer Lufthand haben breit gefächerte Interessen und suchen permanent nach neuen Herausforderungen, um der Entstehung von Routinen entgegenzuwirken. Deshalb wird ihnen oftmals nachgesagt, sie hätten einen Hang zur Untreue. Darüber hinaus neigen sie dazu, den Kontakt zur Realität zu verlieren und in ihrer Traumwelt zu ertrinken. Menschen mit einer Lufthand wirken auf andere distanziert und kühl. Trotzdem sind sie kommunikativ und lernen gerne neue Dinge. Obgleich sie einen guten Geschäftssinn haben, neigen sie dazu, sich zu schnell zu verausgaben. Regelmäßige Entspannungspausen können ihnen jedoch helfen, wieder herunterzukommen.

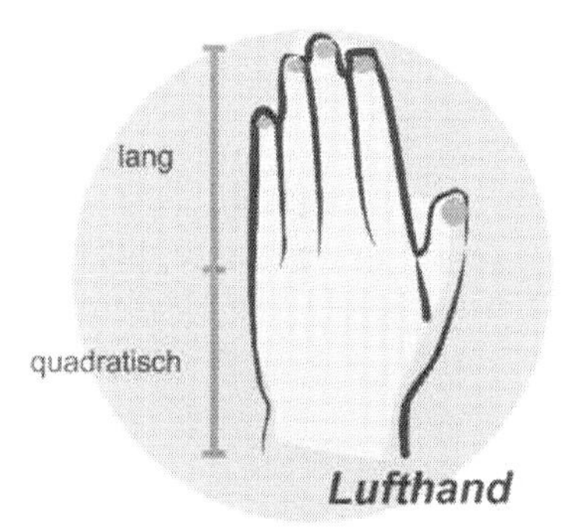

Die Lebensenergie Qi

Zur Erinnerung: In der Traditionellen Chinesischen Medizin sowie in der chinesischen Philosophie symbolisiert der Begriff **Qi die Lebensenergie** und beschreibt dabei eine fließende Energie, die im gesamten Universum vorhanden ist und in Form von Bewegung und Veränderung in allem Lebendigen zum Ausdruck kommt. Im Umkehrschluss bedeutet das, dass es **ohne Qi keinerlei Bewegung, keinen emotionalen Ausdruck, keine Gedanken und schlussendlich auch kein Leben** geben würde. Die Lebensenergie **fließt auf Energiebahnen**, den Meridianen, **durch das Universum.** Überlieferungen zufolge stehen uns Menschen **zwei unterschiedliche Qi-Quellen** zur Verfügung: das Ursprungs-Qi sowie das nachgeburtliche Qi. Das **Ursprungs-Qi**, das auch vorgeburtliches Qi genannt wird, bekommen wir bereits bei unserer Zeugung durch unsere Eltern und damit **zum Start in unser Leben.** Es kann im Laufe unseres Lebens **nicht vermehrt**, sondern **lediglich verbraucht** werden. Aus diesem Grund ist es wichtig, diese Energiereserve sparsam zu gebrauchen. Das Ende des vorgeburtlichen Qis kann schließlich mit dem Ende unseres eigenen Lebens gleichgesetzt werden. Im Gegensatz dazu kann das **nachgeburtliche Qi immer wieder aufgefüllt werden**, wodurch wir uns gut fühlen und zeitgleich die Reserven unseres Ursprungs-Qis sparen, um ein möglichst langes und von Glück und Gesundheit erfülltes Leben führen zu können.

Nichtsdestotrotz ist nicht allein die reine Menge an Lebensenergie für ein glückliches und gesundes Leben entscheidend, da ein Zuviel genauso schädlich wie ein Zuwenig sein kann und ausschlaggebend dafür ist, dass das Qi stets frei und ungehindert fließen kann. Qi ist also das **Fundament** unserer Lebensfreude, unseres Charismas (unserer Ausstrahlung), unseres Selbstvertrauens, unserer Handlungsfähigkeit sowie einer stabilen Gesundheit. Steht uns ausreichend Lebensenergie zur Verfügung, die frei fließen kann und nicht blockiert wird, sind wir gesund und Yin und Yang befinden sich im Gleichgewicht. Grundsätzlich sind Yin und Yang zwei entgegengesetzte Kräfte, die alles und jedem innewohnen. Dabei sind mit Yin Attribute wie Weiblichkeit, Ruhe und Kälte verbunden, wohingegen Männlichkeit, Kraft, Energie und Hitze Yang-Charakter besitzen. Kann die Lebensenergie also ungestört fließen, fühlen wir uns selbstsicher und lebendig, sind wach, optimistisch und voller Tatendrang, was uns eine ganz besondere und positive Ausstrahlung verleiht. Dadurch können wir offen und interessiert auf die Welt blicken, sind voller Konzentration und Stabilität. Auf der psychischen Ebene kommt genügend und freies Qi durch starke Widerstandskraft sowie Immunabwehr zum Ausdruck. Außerdem verlaufen all unsere Körperfunktionen harmonisch und reibungslos und unsere Bewegungen sind von schnellen Reflexen, Leichtigkeit und einem guten Muskeltonus bestimmt. Auf der anderen Seite kann sich ein Qi-Mangel auf viele unterschiedliche Arten und Weisen äußern, nämlich sowohl physisch als auch psychisch. Typische Symptome sind dann Erschöpfung, Überforderung, Unlust, Niedergeschlagenheit, Anfälligkeit für Infekte sowie weitere Erkrankungen. Auch das moderne Burnout-Phänomen ist eine häufige Folge zu schnell aufgebrauchter Lebensenergie. Das Burnout-Phänomen beschreibt dabei den Zustand absoluter physischer, psychischer sowie emotionaler Erschöpfung, die in Kombination mit einer verminderten Leistungsfähigkeit auftritt.

Tipps für mehr Lebensenergie

Eine ausgewogene und nährstoffreiche **Ernährung** ist der wohl wertvollste und gleichzeitig effektivste Weg, um unsere Lebensenergie im Fluss zu halten und Qi nachzufüllen. Dabei sind insbesondere **regelmäßige Mahlzeiten und pflanzenbetonte Ernährungsformen** für mehr Lebensenergie optimal. Im Kontrast dazu sollten Gerichte mit Zucker und ungesättigte Fettsäuren sowie Fertiggerichte vermieden werden. Die besten Getränke für unser Qi sind vorrangig **Wasser und Kräutertees**, wobei sich scharfe und tendenziell würzigere Tees ebenso erhitzend auf den Körper auswirken und den Stoffwechsel auf positive Weise anregen. Weiterhin sollten wir beim Essen darauf achten, unsere Mahlzeiten **in Ruhe** zu uns zu nehmen und diese **gründlich zu kauen**. Wenn unser Leben mal wieder unsere Geduld auf die Probe stellt und ein stressiger Moment den nächsten jagt, neigen wir dazu, viel zu flach zu atmen. Dabei können wir durch **tiefere Atemzüge** Stress reduzieren und ordentlich Qi tanken. Hierfür können uns zum Beispiel verschiedene **Atemübungen**, wie die **tiefe Bauchatmung**, unterstützen.

Durchführung der tiefen Bauchatmung:

Die tiefe Bauchatmung hilft uns, zu entspannen und unsere Atmung zu beruhigen. Dafür legen Sie sich zunächst bequem in Rückenlage und strecken Ihre Beine aus. Anschließend führen Sie Ihre Hände auf Ihrem Bauch zusammen, wobei sich Ihre Mittelfinger über Ihrem Bauchnabel berühren. Nun atmen Sie ganz bewusst und tief aus, wobei sich Ihr Bauch leicht einzieht. Im Anschluss atmen Sie langsam und kontrolliert ein und zählen bei der Einatmung langsam bis zwei, währenddessen sich Ihr Bauch hebt und Ihre Finger deshalb auseinanderdriften. Halten Sie Ihren Atem für einen kurzen Moment an, bevor Sie wieder langsam und kontrolliert ausatmen und sich Ihre Bauchdecke dabei senkt und sich Ihre Finger wieder berühren.

Sie können die tiefe Bauchatmung so oft wiederholen, wie Sie möchten. In der Regel reichen jedoch bereits eine bis zwei Minuten aus, um neue Kraft zu tanken und wieder zur Ruhe zu kommen.

Neben der Ernährung und der Atmung sind auch Ordnung im eigenen Umfeld, Sonnenlicht zur Produktion von Vitamin D sowie ausreichend Bewegung im Alltag essentiell, um den Fluss der Lebensenergie zu fördern. Darüber hinaus sind meditative und koordinative Übungstechniken ein wertvolles Werkzeug, um negative Gefühle und Emotionen zu harmonisieren und Blockaden oder Störungen des Qi-Flusses zu lösen.

Qigong ist beispielsweise eine meditative Bewegungsform, die der Traditionellen Chinesischen Medizin entstammt und Körper- und Atemübungen mit Übungen zur entspannten Konzentration verbindet. Grundlegend für Qigong ist dabei das Prinzip von Yin und Yang, das, wie bereits erwähnt, für die Harmonie der Gegensätze steht.

Durchführung Qigong:

Obgleich Qigong am besten in Kursen erlernt wird, können Sie schon im Vorfeld dazu beitragen, Ihr Qi zu erneuern. Stellen Sie sich hierfür hüftbreit auf, atmen Sie tief ein und heben Sie dabei Ihre Arme nach oben bis auf Schulterhöhe. Ihre Handflächen zeigen währenddessen zum Boden. Ihr Oberkörper bleibt aufrecht und Sie sinken mit Ihren Knien leicht nach unten – so, als wenn Sie langsam in die Hocke gehen würden. Nun bringen Sie zur selben Zeit Ihre Hände nach unten bis auf die Höhe Ihres Bauchnabels und atmen dabei aus. Außerdem können Sie während der Übungsausführung folgende Sätze sprechen:

„Ich nehme neues und frisches Qi und gebe mein verbrauchtes Qi zur gleichen Zeit über meine Füße in die Erde ab. Mein Körper ist aktiviert, sodass das Qi durch mich hindurchfließen kann."

Gassho

Im Reiki sind nicht nur die fünf Lebensregeln von großer Bedeutung, sondern auch **die drei Säulen Gassho, Reiji-Ho und Chiryo**, auf denen Reiki basiert. Wortwörtlich übersetzt bedeutet Gassho so viel wie „zwei Hände, die zusammenkommen", weshalb Mikao Usui eine Meditation im Reiki-System lehrte, die er **Gassho-Meditation** nannte. Die Gassho-Meditation sollte dabei rund 20 bis 30 Minuten nach dem Aufstehen und/oder vor dem Zubettgehen am Abend praktiziert werden.

Grundsätzlich kann Gassho allein oder aber in einer Gruppe ausgeführt werden. Insbesondere im Reiki sind Gruppenmeditationen eine wundervolle Erfahrung, weil die gesamte Energie weit größer ist als die Energie der einzelnen Teilnehmenden. Darüber hinaus ist die Gassho-Meditation so simpel, dass jeder Mensch, ganz gleich, welchen Alters, diese vornehmen kann. Natürlich kann es vorkommen, dass nicht jeder von uns die Meditation mag. Deshalb sollten Sie die Gassho-Meditation für drei Tage ausüben. Sie werden anschließend, anhand Ihres Gefühls, wissen können, ob sie sich für Sie richtig anfühlt. Wenn dies der Fall ist, sollten Sie die Meditation, wenn möglich, jeden Tag für mindestens drei Monate lang praktizieren. Haben Sie nach drei Tagen jedoch das Gefühl, dass die Gassho-Meditation nicht die gewünschte Wirkung hervorruft, ist diese Meditation für Sie wahrscheinlich nicht geeignet.

Durchführung Gassho-Meditation (1. Säule):

Setzen Sie sich hin, legen Sie Ihre Hände vor Ihrer Brust zusammen und schließen Sie Ihre Augen. Bündeln Sie Ihre gesamte Aufmerksamkeit und richten Sie diese auf den Punkt, an dem Ihre beiden Mittelfinger vor Ihrer Brust aufeinandertreffen. Nun versuchen Sie, alles zu vergessen. Wenn Sie bemerken sollten, dass Ihre Gedanken um banale Dinge kreisen, beobachten Sie diese Gedanken und lassen Sie sie anschließend wie Wolken am Himmel davonziehen. Bei der Gassho-Meditation geht es nicht darum, etwas zu erreichen. Vielmehr sollen Sie sich so gut wie möglich entspannen. Nachdem Sie Ihre Gedanken losgelassen haben, kehren Sie wieder an den Punkt zurück, an dem sich Ihre Mittelfinger berühren.

Sollte es Ihnen Schmerzen bereiten, Ihre Hände für 20 bis 30 Minuten in dieser Haltung zu belassen, können Sie Ihre Hände gerne auch langsam und kontrolliert in eine bequeme Position bringen und diese auf Ihrem Schoß ablegen, die Handflächen sind dabei nach oben gerichtet. Anschließend meditieren Sie weiter. Darüber hinaus kann es vorkommen, dass energetische Probleme auftreten – zum

Beispiel, dass Ihre Hände oder Ihre Wirbelsäule ganz warm werden. Sollte das der Fall sein, beobachten Sie dies, lassen sich davon jedoch nicht beeinflussen und richten Ihre Aufmerksamkeit weiterhin auf Ihre Mittelfinger. Wenn Sie während der Meditation den Wunsch verspüren, Ihre Sitzposition verändern zu wollen, machen Sie dies ganz langsam, kontrolliert und mit Bedacht. Halten Sie Ihre Wirbelsäule möglichst gerade und lassen Sie Ihren Kopf nicht nach vorne, zur Seite oder nach hinten neigen. Sollten Sie unter Rückenproblemen leiden oder es einfach nicht gewohnt sein, so lange zu sitzen, können Sie sich gerne auf einen Stuhl setzen, der eine aufrechte Lehne hat. Alternativ können Sie sich natürlich auch mit dem Rücken gegen eine Wand lehnen oder sich mit Kissen behelfen. Auch gegen eine liegende Meditation ist nichts einzuwenden.

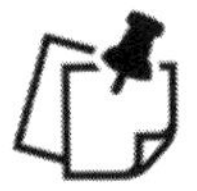

Es ist relativ schwierig, den eigenen rationalen Verstand sowie den inneren Dialog loszulassen und alles zu vergessen. Trennen Sie sich deshalb während der Meditation von Ihren Gedanken, Ihren Gefühlen und Ihren Sinnen, verschließen Sie sich jedoch nicht. Denn sobald wir uns verschließen, beginnt der innere Dialog meistens erst richtig.

Im Grunde versetzen wir uns mit der Gassho-Meditation also in einen meditativen Zustand, in dem wir mit dem Universum eins sind. Die Gassho-Meditation hilft unserem Herzen, sich auf die nachfolgende Behandlung einzustimmen. Außerdem lehrt sie uns die Verbindung zwischen dem Falten der Hände vor der Brust sowie der Meditation, sodass wir automatisch in einen meditativen Zustand verfallen, sobald wir die Hände falten und unsere Augen schließen.

Reiji-Ho

Reiji-Ho ist die zweite Säule, auf der Reiki basiert. Das Wort Reiji bedeutet so viel wie, einen Verweis auf die Reiki-Kraft zu geben, wohingegen sich der Begriff Ho mit „Methoden“ übersetzen lässt. Insgesamt setzt sich Reiji-Ho aus drei kurzen Ritualen zusammen, die vor jeder Reiki-Behandlung durchgeführt werden.

Durchführung Reiji-Ho:

Zu Beginn falten Sie Ihre Hände, genau wie bei der Gassho-Haltung, vor Ihrer Brust zusammen. Schließen Sie nun Ihre Augen und verbinden Sie sich mit der Reiki-Kraft, indem Sie die Kraft bitten, durch Sie hindurchzufließen. Nach wenigen Sekunden werden Sie bereits spüren, wie die Kraft durch Sie fließt. Möglicherweise spüren Sie dabei sogar, wie die Kraft in Ihre Stirn, in Ihr Herz oder aber in Ihre Hände eintritt.

Sollten Sie bereits den zweiten Reiki-Grad erlernt haben, können Sie darüber hinaus gerne das Fernheilungssymbol (Symbol 3) mit der Übung verknüpfen, um die Verbindung zur Reiki-Kraft herzustellen. Wiederholen Sie den Wunsch, dass Reiki fließt, dreimal in Ihrem Geiste. Anschließend senden Sie das Geistheilungssymbol (Symbol 2) und versiegeln Ihren Wunsch mit dem Kraftsymbol (Symbol 1), die Sie beide ebenfalls im Reiki-Kurs des zweiten Grades erlernen. Sobald Sie Reiki spüren, beten Sie für die Gesundheit bzw. die Genesung des Empfangenden auf allen Ebenen. Bringen Sie nun Ihre gefalteten Hände vor Ihr drittes Auge, das sich etwa vor Ihrer Stirn zwischen Ihren Augenbrauen befindet, und bitten Sie die Reiki-Kraft danach, Ihre Hände überall dorthin zu führen, wo Energie gebraucht wird.

Nur dann, wenn wir unser Ego anhand der Gassho-Meditation vorübergehend ausgeschaltet haben, kann Reiji auch effektiv ausgeübt werden. Obgleich Reiji auf den ersten Blick wie eine zielgerichtete Handlung wirken mag, geben wir uns mit Reiji in Wahrheit der Reiki-Energie hin und Hingabe hat kein Ziel, sie ist bedingungslos. Die geistige Haltung während Reiji ist die, dass der Wille einfach geschehe. Wir können Heilung nicht bewirken, doch im besten Fall geschieht sie durch uns als Kanal.

Chiryo

Die dritte Säule, auf der Reiki basiert, ist Chiryo, was wörtlich mit „Behandlung" übersetzt werden kann. Die Behandlung wurde zu Lebzeiten von Mikao Usui auf japanische Art und Weise durchgeführt, wobei der Patient entweder auf dem Boden, auf einer Baumwollmatratze oder aber auf einer Binsenmatte lag und der Behandler neben ihm niederkniete. Heutzutage spricht jedoch nichts gegen die Behandlung auf einem Massagetisch.

Durchführung Chiryo:

Die behandelnde Person bringt ihre dominierende Hand über das sogenannte Kronenchakra der behandelten Person, das sich direkt am sowie über dem Scheitelpunkt des Kopfes befindet. Anschließend wartet sie darauf, eine Eingebung oder einen Impuls zu empfangen, dem die Hand daraufhin folgt. Der Behandelnde lässt seiner Hand während der Behandlung freien Lauf und berührt dabei die schmerzhaften Körperstellen so lange, bis der Empfangende keine Schmerzen mehr leidet oder aber sich seine Hände von allein vom Körper des Behandelten abheben und eine neue schmerzende Stelle finden, die behandelt werden darf.

Berührung und Heilung

Berührung kann im Reiki ein wundervolles Werkzeug sein, um Heilung geschehen zu lassen, und viele Menschen genießen einfach die physische Berührung der Hände, die sie an unterschiedlichen Körperstellen wahrnehmen. Körperkontakt vermittelt ein Gefühl von Geborgenheit sowie Zugehörigkeit und Angenommensein, was wiederum neuronale Mechanismen aktiviert und dadurch körperliche Stressreaktionen mindert. Dank der Reiki-Kraft bekommen wir die wundervolle Möglichkeit, die Kunst des Berührens zu erlernen. Denn Berührungen bringen sowohl der Person, die berührt, als auch der Person, die die Berührung empfängt, Freude und Wohlbefinden.

Durchführung Partnerübung:

Geben Sie Ihrem Partner zunächst Ihre Hand bzw. legen Sie diese auf eine beliebige Stelle seines Körpers auf. Sagen Sie dabei jedoch nicht, ob Sie beispielsweise Liebe mit in die Berührung einfließen lassen. Lassen Sie Ihren Partner viel mehr spüren, was Sie aussenden. Anschließend wechseln Sie mit Ihrem Partner, der nun seine Hand auf Ihren Körper auflegt. Was haben Sie in diesem Moment wahrgenommen?

Falls Ihre Hände kalt sein sollten, reiben Sie diese einige Male kräftig aneinander, bevor Sie mit der Übung beginnen. Denn kalte Hände können dem Körperteil, auf dem sie aufliegen, vorübergehend Wärme entziehen. Auch wenn es Möglichkeiten gibt, Energien und Krankheiten aus dem Körper des Empfangenden zu entziehen und diese dann beispielsweise an Pflanzen abzugeben, sollten diese Methoden, die nicht ganz ungefährlich sind, nur von jemandem durchgeführt werden, der ganz genau weiß, was er tut. Ansonsten könnten wir Gefahr laufen, uns selbst mit der Energie zu belasten. Versuchen Sie außerdem, so meditativ wie möglich zu sein, und verkrampfen Sie sich nicht. Wenn Sie sich selbst oder Ihren Partner berühren, emotional ausgeglichen sind und in Liebe senden, sollten Sie alles, was Sie haben, mit in die Berührung einfließen lassen – Ihr ganzes Herz und Ihr ganzes Wesen. Seien Sie für all das offen, was Ihren Sinnen begegnet, und nehmen Sie dabei jedes Gefühl, jeden Gedanken und jede Eingebung wahr. Betrachten Sie Ihren Partner und beobachten Sie dabei die Farbe seiner Haut, seine Körperhaltung, die Streckung der Gliedmaßen, die Körperbewegungen während der Behandlung, die Atmung, den Gesichtsausdruck und all das, was er ausstrahlt.

Tanden

Der Tanden stellt das **Zentrum des menschlichen Körpers** dar und ist der **Sitz unserer Lebenskraft, unsere Wurzel, unser innerer Kompass**. Er liegt inmitten unseres Körpers, etwa drei Fingerbreit unterhalb des Bauchnabels. Dieser Punkt ist auch unter der Bezeichnung Hara oder „ki kai" bekannt und lässt sich mit „ein Meer von Ki" übersetzen. Das Schriftzeichen für Tanden bedeutet wörtlich übersetzt Zinnoberrot und Reisfeld, weshalb ihm die Bedeutung des **zinnoberroten Reisfeldes** zukommt. Reis ist für die japanische Bevölkerung das wichtigste Nahrungsmittel und repräsentiert allein aufgrund dessen bereits die Lebensenergie. Ein ganzes Feld voller Reis bedeutet demnach noch mehr Energie. Wenn diese Energie jetzt noch rötliche Farbe annimmt und scheinbar glüht, wird Tanden zum Ausdruck einer gewaltigen Menge an Lebenskraft, **einem Meer von Ki in einem zinnoberroten Reisfeld**. Da die Visualisierung von Tanden Anfängern zunächst schwerfällt, ist es wichtig, dass sie von Anfang an versuchen, das eigene Ki sowie die Wahrnehmung ihres inneren Kompasses zu stimulieren, denn beide führen schlussendlich zusammen. Je stärker wir uns auf Ki fokussieren, umso deutlicher können wir unser eigenes Zentrum wahrnehmen, und je mehr wir in der Folge unser Zentrum fokussieren können, umso stärker wird der Ki-Fluss. Tanden ist die unerschöpfliche Quelle unserer Lebensenergie, das Meer von Ki, von und zu dem es zu fließen tendiert. Ein verstärkter Ki-Fluss kann Schmerzen reduzieren, Heilungsprozesse fördern, die eigene körperliche Leistungsfähigkeit steigern und außerdem unsere Psyche zurück in einen harmonischen Einklang bringen.

Durchführung Tandenübung:

Stellen Sie sich schulterbreit auf. Ihre Fußspitzen zeigen nach vorne. Nun beugen Sie Ihre Knie leicht, bis Sie den zentralen Punkt im Tanden unterhalb Ihres Bauchnabels spüren können. Halten Sie diese Position bei, atmen Sie tief ein und halten Sie sowohl den Atem als auch die Energie, die Sie im Zuge Ihrer Atmung in Ihren Tanden gesogen haben, für einige Augenblicke lang an. Dabei stellen Sie sich vor, dass sich die Energie innerhalb Ihres ganzen Körpers ausbreitet und diesen energetisiert. Atmen Sie für etwa zehn Minuten lang ganz gleichmäßig, langsam und tief ein und anschließend wieder aus und spüren Sie dabei, wie Atem und Energie durch Ihren gesamten Körper fließen. Hierbei ist die korrekte Bauchatmung wichtig: Bei der Einatmung hebt sich Ihre Bauchdecke, bei der Ausatmung senkt sich diese wieder.

Nun atmen Sie durch Ihren Mund aus und stellen sich währenddessen vor, dass Ihr Atem und damit die Reiki-Energie nicht ausschließlich aus Ihrem Mund herausfließt, sondern auch aus Ihren Händen, Füßen, Finger- und Zehenspitzen. Diese Visualisierung verhilft Ihnen dazu, zu einem klaren Kanal für Reiki zu werden, sodass die Energie aus dem Kosmos in Sie hinein, durch Sie hindurch zu dem Behandelnden und anschließend wieder zurück in den Kosmos fließen kann.

Gerne können Sie beim Einatmen versuchen, Ihre Zunge an Ihren Gaumen zu halten und dabei Ihre Vorderzähne zu berühren, um sich noch besser zentrieren und die Verbindung zur universellen Energie leichter herstellen zu können. Beim Ausatmen lassen Sie Ihre Zunge dann nach unten sinken und schließlich am Boden Ihres Mundes ruhen.

Durch die Übungsausführung im Stehen wird es Ihnen relativ leicht fallen, den Tanden in Ihrem Bauch zu spüren. Ziel dieser Übung ist es, Ihren Körper mit Liebe und Energie zu versorgen und Angst und Stress von Ihrem Leben fernzuhalten oder diese, falls vorhanden, achtsam aufzulösen. Seien Sie in dieser Übung also sanft und liebevoll zu sich selbst.

Reiki-Heiltechniken

TECHNIKEN

Beim Reiki wird die Energie, durch das Auflegen der Hände auf den Körper des Heilpartners, primär persönlich weitergegeben. Da die Berührung für einige Praktizierende aus unterschiedlichen Gründen jedoch unangenehm oder nicht möglich ist, kann die Energie auch auf anderen Wegen an den Heilungspartner übertragen werden, zum Beispiel durch das Schweben der Hände über dem jeweils betroffenen Bereich oder mit dem Blick.

Hands-On

Bei der Hands-On-Methode legen Sie Ihre Hände entweder direkt bei sich selbst oder bei Ihrem Heilungspartner auf. Dabei können Sie Ihre Hände intuitiv platzieren oder eine für das jeweilige Thema vorgegebene Reiki-Handposition verwenden. Pressen Sie Ihre Finger hierfür leicht zusammen und stecken Sie Ihre Daumen in die Seiten Ihrer Handflächen, wobei sich Ihre Hände leicht falten. Die Hands-On Methode bietet sich vor allem an, wenn Ihr Partner oder der Klient Ihre Berührungen zulassen kann und möchte.

Schweben

Haben Sie keine Erlaubnis zum Berühren bekommen, lassen Sie Ihre Hände stattdessen einen bis zwei Zentimeter über dem Körper des Reiki-Empfangenden schweben und verwenden dabei entweder wieder die Reiki-Handpositionen oder lassen sich intuitiv von Ihren Händen führen. Das Schweben mag zwar nicht so intim sein wie direkte Handberührungen, kann sich manchmal jedoch angenehmer oder sicherer anfühlen.

Reiki mit dem Blick lenken

Alternativ zur Hands-On-Methode sowie zum Schweben ist es möglich, Reiki durch Ihren Blick zu geben. Stellen Sie sich hierfür in die Nähe Ihres Heilungspartners und blicken Sie sanft auf die Körperstelle, auf die Sie Ihre Hände normalerweise auflegen würden. Nun stellen Sie sich vor, dass die Reiki-Energie durch Ihr Kronenchakra abwärts und durch Ihre Augen heraus in Ihren Partner fließt.

Tipps für die Ausführung:

1. Arbeiten Sie stets mit leichten Berührungen und legen Sie Ihre Hände nicht zu stark auf.

2. Halten Sie jede Ihrer Handpositionen für etwa drei bis fünf Minuten oder so lange, bis Sie dazu angeleitet werden, Ihre Hände woandershin zu bewegen.

3. Sollte sich eine Handposition unangenehm für Sie anfühlen, passen Sie diese so an, sodass Sie sie für den angegebenen Zeitraum von drei bis fünf Minuten bequem beibehalten können.

4. Wenn Sie Reiki bei sich selbst anwenden, legen Sie sich dafür entweder in Rückenlage oder setzen sich aufrecht hin und stellen dabei Ihre Füße flach auf den Boden.

Im Folgenden werden die verschiedenen Handpositionen des Reiki erläutert. Eine Reiki-Behandlung ersetzt jedoch niemals den Besuch bei einem Arzt oder Heilpraktiker. Sie ist lediglich als zusätzliche Unterstützung und Hilfe anzusehen.

Mittlerer Rücken – Selbstbehandlung

Durch die Handstellung „Mittlerer Rücken" wird die Reiki-Energie zu den Organen sowie Drüsen in Ihrem Oberbauch geleitet, wozu die Leber, die Gallenblase und die Nebennieren zählen. Darüber hinaus wird Reiki durch die Position der Hände bei dieser Technik zu Ihren Brustwirbeln, Ihrem unteren Brustkorb und Ihrem Solarplexuschakra gelenkt.

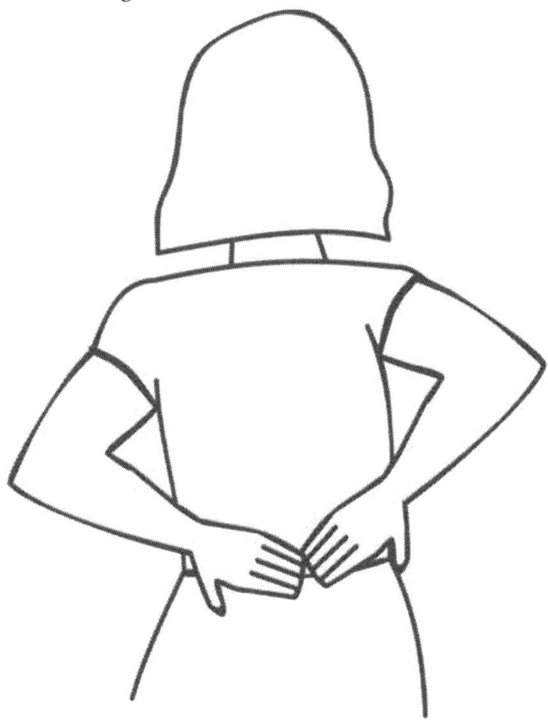

1. Stellen oder setzen Sie sich aufrecht hin und legen Sie beide Hände, mit den Handflächen nach unten, leicht diagonal verlaufend auf Ihrem mittleren Rücken ab.

2. Achten Sie darauf, dass die Spitzen Ihrer beiden Mittelfinger an Ihrer Wirbelsäule zusammentreffen. Der Winkel in Ihren Ellenbogen sollte dabei für Sie angenehm sein, damit Sie die Position entspannt halten können.

Das Solarplexuschakra – Partnerheiltechnik

Bei dieser Partnerheiltechnik wird die Reiki-Energie zunächst zu Ihrem Solarplexuschakra und von dort aus zu allen Regionen Ihres Körpers geleitet, die vom Solarplexuschakra beeinflusst werden. Hierzu zählen etwa die oberen Bauchorgane, die Nebennieren, der Brustkorb sowie der mittlere Rücken. Grundsätzlich gilt das **Solarplexuschakra**, das aus einem vorderen und einem rückwärtigen Solarplexuschakra besteht und auch als **Sonnengeflecht** bekannt ist, als **Sitz unseres Selbstverständnisses** sowie unserer **individuellen Kraft** und unseres **Einflusses**. Das Solarplexuschakra befindet sich im Oberbauch, oberhalb des Bauchnabels, und steht insbesondere mit unseren **Verdauungsorganen** in Verbindung, da es vor allem für die **Verarbeitung emotionaler sowie mentaler Erfahrungen** verantwortlich ist. Aus diesem Grund können negative Gefühle, negative mentale Energien, Versagensängste, Kummer oder Kritik zu Blockaden des Solarplexuschakras führen. Diese Blockaden äußern sich wiederum in Form von Wut, Angst, Verzweiflung oder Überforderung. Nicht selten kommt es sogar dazu, dass sich die Folgen eines blockierten Solarplexuschakras in Depressionen, Kontrollwahn, Grenzverlust oder Selbsthass widerspiegeln.

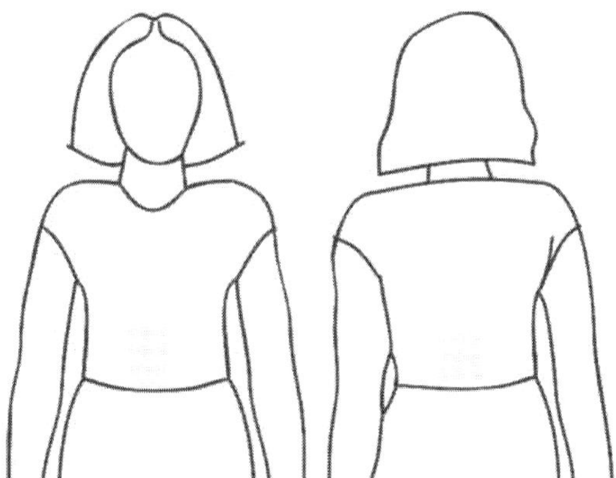

1. Legen Sie sich zunächst bequem in Rückenlage hin. Ihr Heilungspartner stellt sich aufrecht neben Sie. Nun legt er seine Hand über Ihr Solarplexuschakra. Dabei sollte sich seine Handfläche direkt über Ihrem Solarplexus und damit auf Höhe Ihrer auslaufenden Rippenbögen sowie mittig im Oberbauch befinden.
2. Jetzt streckt Ihr Heilungspartner seine Finger parallel zum Boden aus. Anschließend bringt er seine andere Hand in ähnlicher Stellung auf Ihren Rücken und legt sie sanft ab.

Schultern und oberer Rücken – Selbstbehandlung

Durch die Handstellung „Schultern und oberer Rücken" wird die Reiki-Energie zu Ihren oberen Brustwirbeln, Ihren Schultern sowie Ihren Schulterblättern geleitet. Diese Handstellung unterstützt Ihre Nervenzellen sowohl bei der Kommunikation untereinander als auch bei der Regulation Ihrer Gefühle sowie bei Ihren Glaubensmustern und Verhaltensweisen.

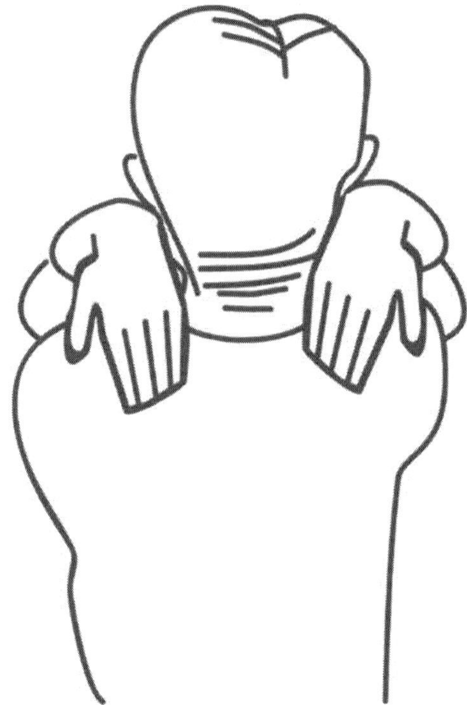

1. Platzieren Sie beide Hände behutsam auf Ihren Schultern.

2. Dabei liegen die Fersen Ihrer Handflächen ein wenig oberhalb Ihrer Schlüsselbeine.

3. Nun streichen Sie mit Ihren Fingerspitzen über Ihre Schultern und versuchen währenddessen, Ihren Rücken senkrecht zum Boden hinunterzuziehen.

Das Stirnchakra – Partnerheiltechnik

Bei dieser Partnerheiltechnik wird die Reiki-Energie zunächst zum Stirnchakra des Empfangenden und von dort aus zu allen Regionen des Körpers geleitet, die vom Stirnchakra beeinflusst werden. Hierzu zählen etwa die Augen, das Gehirn sowie die Nebenhöhlen. Grundsätzlich ist das **Stirnchakra**, das auch als **Ajna Chakra** oder **Drittes Auge** bezeichnet wird, mutmaßlich der **Sitz der reinen Präsenz unserer Seele**, weshalb es mit der **höheren Intuition** und der **Führung durch die Seele** in Verbindung steht. Außerdem gilt das Stirnchakra, das in der Stirnmitte etwas oberhalb der Augenbrauen liegt, als **Ort des Bewusstseins**, der **Selbstverwirklichung** und der **Fantasie**. Neben negativen Erfahrungen können insbesondere halluzinogene Drogen sowie der komplette Verschluss gegenüber der eigenen Seele zu einer Unterentwicklung des Dritten Auges führen. Weiterhin bedingen die Überbetonung des Verstandes, die Unterdrückung von Emotionen, der permanente Versuch des rationalen Verstehens sowie die Überbetonung des intellektuellen Verstandes einen Verschluss des Stirnchakras. Auf körperlicher Ebene kommt ein solcher Verschluss in Form von Erkrankungen des Nervensystems, Gedächtnisstörungen, chronischen Entzündungen, Kopfschmerzen und neurologischen Störungen zum Ausdruck.

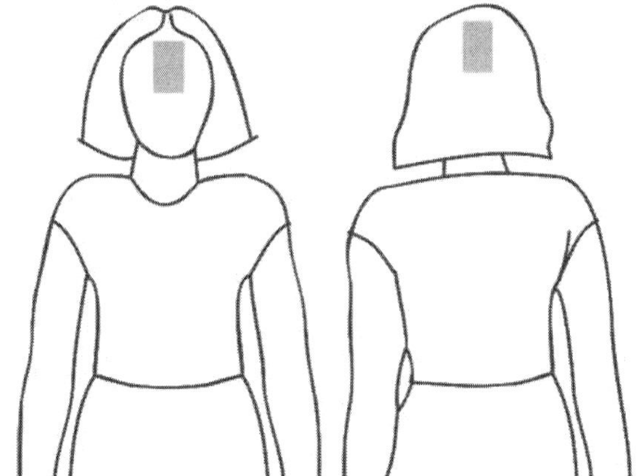

1. Legen Sie sich zunächst bequem in Rückenlage hin. Ihr Heilungspartner stellt sich aufrecht neben Ihnen auf. Nun führt er seine Hand parallel zu Ihrer Stirn und legt diese behutsam auf.

2. Anschließend bringt er seine andere Hand in ähnlicher Stellung und etwa derselben Höhe auf Ihren Hinterkopf und legt sie dort sanft ab.

Herz und Kehle – Selbstbehandlung

Durch die Handstellung „Herz und Kehle" wird die Reiki-Energie zum einen zu Ihrem Hals- und Herzchakra und zum anderen zu Ihrem Herzen, der Lunge, der Schilddrüse, der Nebenschilddrüse, der Thymusdrüse, zu den Schultern, der Brust, den oberen Brustwirbeln, dem oberen Brustkorb, den Schlüsselbeinen sowie zu Ihren Armen geleitet. Grundsätzlich ist das **Halschakra Ausdruck der Seele und der Wahrheit** und gilt als **Quelle unserer Kommunikationsfähigkeit sowie Verständigung**. Es bringt unsere **Einzigartigkeit** und **Individualität** zum Ausdruck und verbindet uns mit dem **höheren Verstand**. Außerdem verarbeitet das Halschakra, das im Halsbereich unterhalb der Schilddrüse liegt, unseren **wesenseigenen Selbstausdruck**, weshalb schmerzliche Erfahrungen zu seiner Blockade führen und Störungen in der Kommunikation oder in der Fähigkeit zum Zuhören zur Folge haben können. Auf körperlicher Ebene besteht die Möglichkeit, dass Blockaden des Halschakras zu Nervosität, Antriebslosigkeit, Über- oder Unterfunktionen der Schilddrüse sowie zu wiederkehrenden Entzündungen führen. Im Gegensatz dazu fungiert das **Herzchakra** als **Passage zwischen den oberen und unteren Chakren**, da es das **Zentrum der Hauptchakren** bildet. Das Herzchakra, das mittig zur Brust auf Höhe des physischen Herzens liegt, ist für die **Verarbeitung** all unserer **Erfahrungen mit der Liebe** und den **Empfindungen**, die mit ihr zusammenhängen, verantwortlich. Aus diesem Grund können Erfahrungen, bei denen wir scheinbar keinerlei Zugang zur Liebe haben, zu traumatischen Belastungen führen, die in Form von Trennung, Ablehnung, Liebeskummer oder Verlust zum Ausdruck kommen. Auf körperlicher Ebene können sich Blockaden des Herzchakras unter anderem in Form von Schmerzen, Atembeschwerden, Herzerkrankungen, Herzrhythmusstörungen, Lungenerkrankungen oder Allergien äußern.

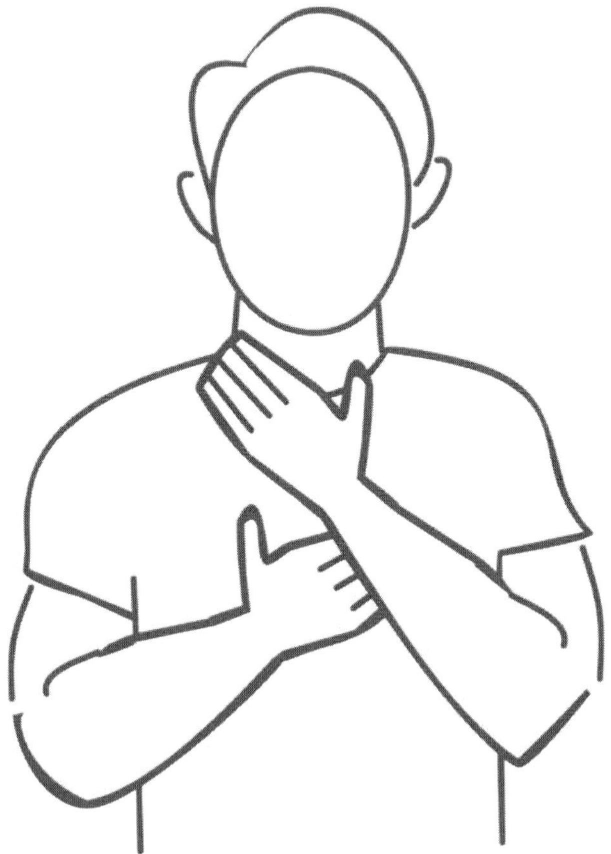

1. Legen Sie für eine Selbstbehandlung die Handfläche Ihrer linken Hand leicht oberhalb Ihres Brustbeins in die Mitte Ihres Brustkorbs und spreizen Sie dabei Ihren Daumen von den restlichen Fingern ab.

2. Bringen Sie Ihren Daumen leicht auf die linke Seite Ihres Schlüsselbeins und die Fingerspitzen Ihrer restlichen Finger leicht auf die rechte Seite Ihres Schlüsselbeins.

3. Anschließend positionieren Sie Ihre rechte Hand unterhalb Ihrer linken und spreizen den Daumen erneut ab. Die Handballen sollten dabei leicht seitlich von Ihrem Brustbein, auf der Höhe Ihres Schwertfortsatzes, liegen. Ihre Fingerspitzen liegen außerdem schräg nach oben, seitlich von Ihrem Brustkorb, an.

Schulterblätter – Partnerheiltechnik

Durch diese Handstellung wird die Reiki-Energie zum einen zu Ihrem Herzchakra und zum anderen sowohl in Ihre Lunge als auch in Ihr Kreislaufsystem geleitet. Dadurch sorgt diese Handstellung dafür, dass all Ihre Zellen mit lebenswichtigem Sauerstoff sowie mit Nährstoffen versorgt wird und somit uneingeschränkt funktionieren kann.

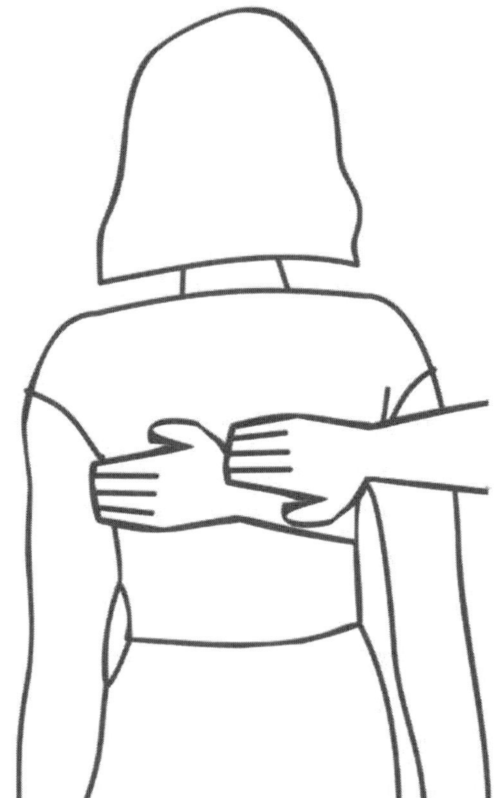

1. Legen Sie sich zunächst entspannt in Rückenlage hin.

2. Ihr Heilungspartner stellt sich seitlich neben Ihnen auf.

3. Nun führt er seine beiden Hände auf Ihre Schulterblätter, sodass diese auf der Rückseite Ihrer Herzgegend ruhen. Dabei liegt seine rechte Hand leicht auf der linken Hand auf.

Wangen – Selbstbehandlung

Durch die Handstellung „Wangen" wird die Reiki-Energie sowohl zu Ihrem Kronenchakra als auch zu Ihrem Stirnchakra sowie zu Ihren Ohren, den Wangen und dem Kiefer geleitet. Diese Handstellung wird unter anderem bei Stoffwechselerkrankungen, Angstzuständen, Gleichgewichtsstörungen, Gewichtsproblemen, Blutdruckproblemen, Verspannungen, Unsicherheit sowie Herzklopfen angewendet.

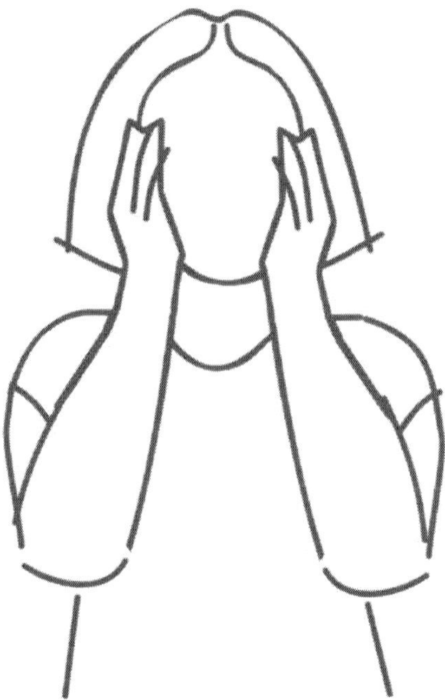

1. Bringen Sie Ihre beiden schalenförmigen Hände an Ihre Wangen, wobei Sie Ihre Daumen ganz sanft hinter jedes Ohr legen.

2. Achten Sie darauf, dass Sie Ihre kleinen Finger entlang Ihres Kiefers am äußeren Punkt Ihrer Augen sowie Ihrer Augenbrauen platzieren.

3. Ihre restlichen Finger liegen behutsam auf Ihren Schläfen auf.

Das Herzchakra – Partnerheiltechnik

Bei dieser Partnerheiltechnik wird die Reiki-Energie zunächst auf Ihr Herzchakra und von dort aus in alle Regionen Ihres Körpers gelenkt, die vom Herzchakra beeinflusst werden. Hierzu zählen etwa das Herz, die Lunge sowie die Rippen. Diese Handposition ist hervorragend dafür geeignet, um sie als festen Bestandteil in die präventive Gesundheitsvorsorge zu integrieren, da sie den ungehinderten Fluss der Lebensenergie durch den gesamten Körper fördert.

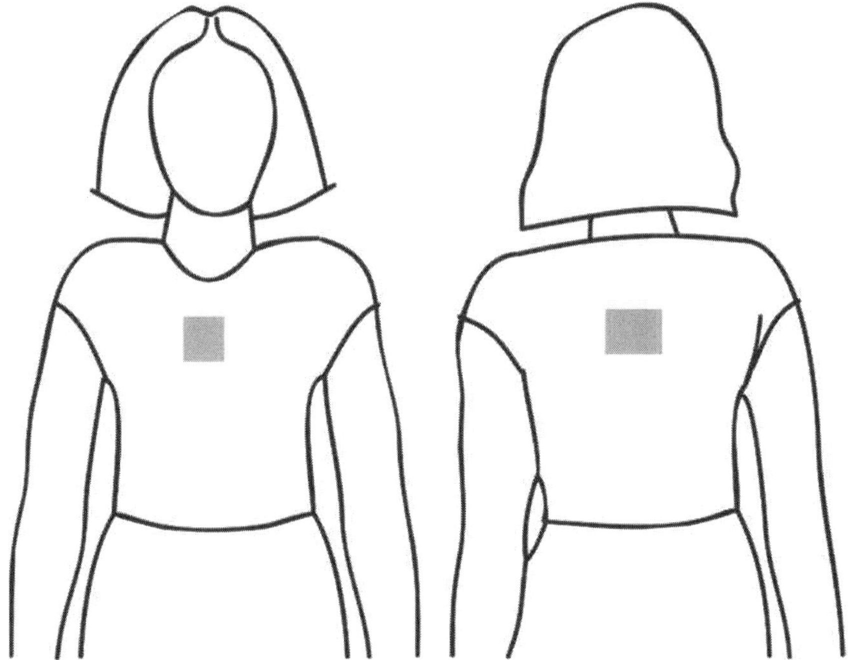

1. Legen Sie sich zunächst bequem in Rückenlage hin.

2. Ihr Heilungspartner stellt sich aufrecht neben Ihnen auf.

3. Nun legt er seine Hand in die Mitte Ihres Brustkorbes. Wichtig ist, dass er währenddessen darauf achtet, dass seine Hand direkt oberhalb Ihrer Brust aufliegt und seine Fingerkuppen parallel zum Boden verlaufen.

4. Anschließend positioniert er seine andere Hand in derselben Position auf Ihrem Rücken.

Nackenseiten – Selbstbehandlung

Durch die Handstellung „Nackenseiten" wird die Reiki-Energie zu Ihrem Halschakra (auch als Kehlchakra bekannt) sowie zu Ihren Schultern und Ihrem Nacken geleitet. Diese Handstellung hilft dabei, Verengungen der Halsschlagader zu verhindern und damit Durchblutungsstörungen aktiv entgegenzuwirken.

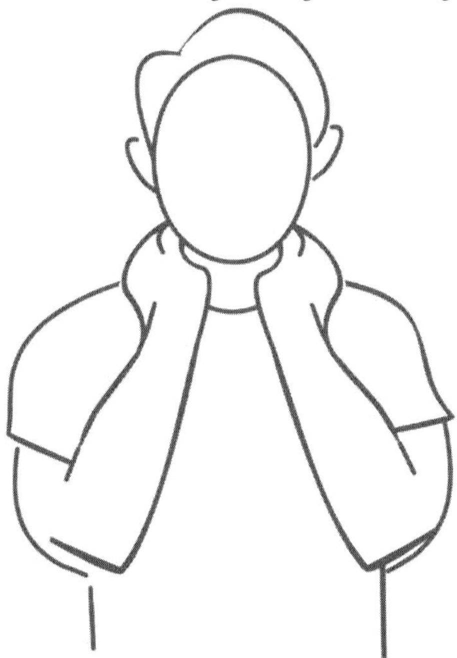

1. Formen Sie Ihre Hände in kleine Schalen und legen Sie diese sanft an beiden Seiten Ihres Halses ab.

2. Dabei liegen Ihre Fingerkuppen an der Unterseite von Ihrem Kieferknochen, Ihre Daumenkuppen leicht auf Ihren Schlüsselbeinen und Ihre Fingerspitzen knapp unter Ihren Ohrläppchen an.

3. Achten Sie darauf, keinen zu starken Druck auszuüben, um die Blutzufuhr nicht zu unterbrechen oder diese sogar zu behindern.

Halsrückseite und Herzvorderseite – Partnerheiltechnik

Durch diese Handstellung wird die Reiki-Energie sowohl zu Ihrem Kehlchakra als auch zu Ihrem Herzchakra geleitet, wodurch die Behandlung von Nacken und Herz miteinander kombiniert wird. Diese Handstellung fördert nicht nur das Aussprechen der eigenen Wahrheit sowie den Ausdruck des Herzens, sondern eignet sich auch hervorragend zur Behandlung von Bluthochdruck.

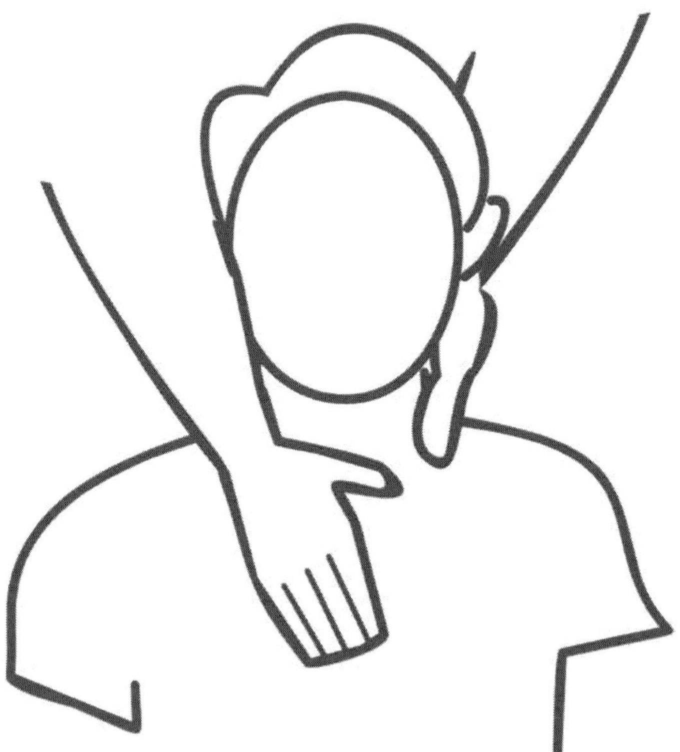

1. Legen Sie sich zunächst entspannt in Rückenlage hin.
2. Ihr Heilungspartner stellt sich hinter Ihrem Kopf auf.
3. Nun legt er seine rechte Hand auf die Oberseite Ihres mittleren Herzbereichs und seine linke Hand unterhalb Ihres Nackens.

Fußsohlen – Selbstbehandlung

Durch die Handstellung „Fußsohlen" wird die Reiki-Energie hinunter zu Ihren Füßen geleitet. Das trägt auf der einen Seite dazu bei, dass Sie sich geerdet und ausgeglichen fühlen. Auf der anderen Seite reguliert diese Handstellung Ihren Hormonhaushalt und kann somit einer Hormonstörung aktiv entgegenwirken.

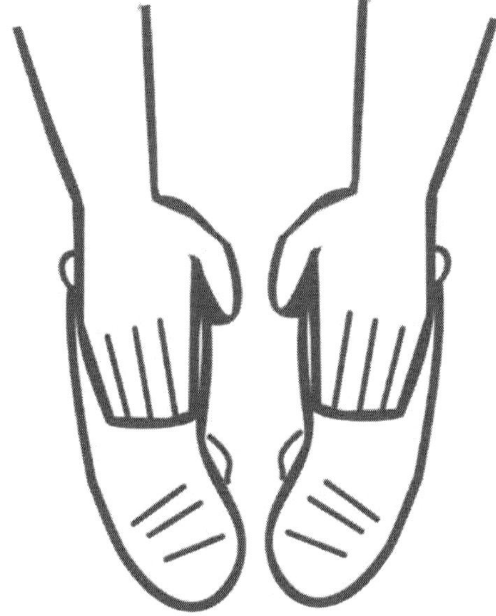

1. Setzen Sie sich zunächst bequem hin und strecken Sie Ihre Beine nach vorne aus.

2. Anschließend legen Sie Ihre Hände auf Ihren Fußsohlen ab, sodass Ihre Finger nach unten zeigen.

Das Kronenchakra – Partnerheiltechnik

Bei dieser Partnerheiltechnik wird die Reiki-Energie zunächst zu Ihrem Kronenchakra und von dort aus zu allen Regionen Ihres Körpers geleitet, die vom Kronenchakra beeinflusst werden. Hierzu zählen etwa der Kopf, das Gehirn, das Skelettsystem sowie die Haut. Grundsätzlich **verbindet** das **Kronenchakra**, das direkt über unserem Kopf liegt, das **Menschliche** mit dem **Kosmischen** und es wird deshalb auch als **Sitz des Einheitsbewusstseins** bezeichnet. Das Kronenchakra ist unter anderem für die Regulierung unseres Hormonhaushalts zuständig und sorgt dafür, dass das Gleichgewicht in unserem körperlichen System aufrechterhalten bleibt. Auf physischer Ebene kann eine Blockade des Kronenchakras etwa zu Nervenleiden, Immunschwäche, Lähmungserscheinungen oder Schlafstörungen führen.

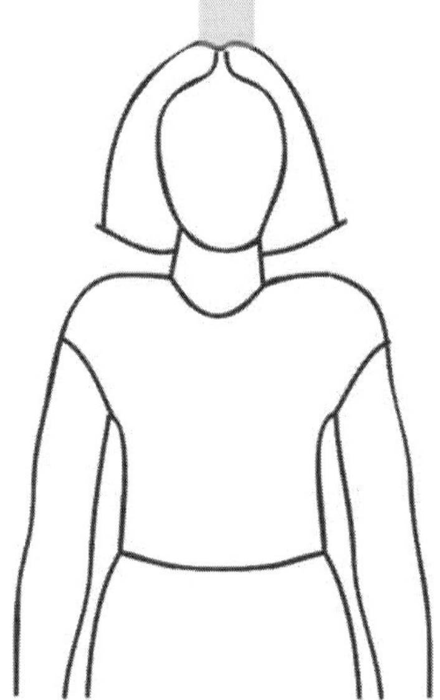

1. Legen Sie sich zunächst bequem in Rückenlage hin.

2. Ihr Heilungspartner stellt sich aufrecht hinter Sie.

3. Nun hält er seine beiden Hände oberhalb des Scheitels Ihres Kopfes und lässt sie etwa zwei bis vier Zentimeter in der Luft schweben. Diese Haltung sollte jedoch nur für sehr kurze Zeit durchgeführt werden, da der Empfangende sonst sehr schnell ein Unwohlsein spürt, da mit dieser Handstellung die Verbindung zum Göttlichen kurzzeitig „unterbrochen" wird.

Augen – Selbstbehandlung

Durch die Handstellung „Augen" wird die Reiki-Energie sowohl zu Ihrem Stirnchakra als auch zu Ihrem Kronenchakra sowie zu Ihrem Gehirn, Ihren Nebenhöhlen, Ihrer Stirn und Ihren Augen geleitet. Diese Handstellung wird unter anderem zum Ausgleich beider Gehirnhälften, zur Öffnung der Nebenhöhlen, zur Entspannung des Geistes, zur Schaffung von Ruhe und Frieden bei emotionalen Problemen, bei Stress, bei Kopfschmerzen, bei Augenproblemen sowie bei Problemen mit der Haut und Hautunreinheiten verwendet.

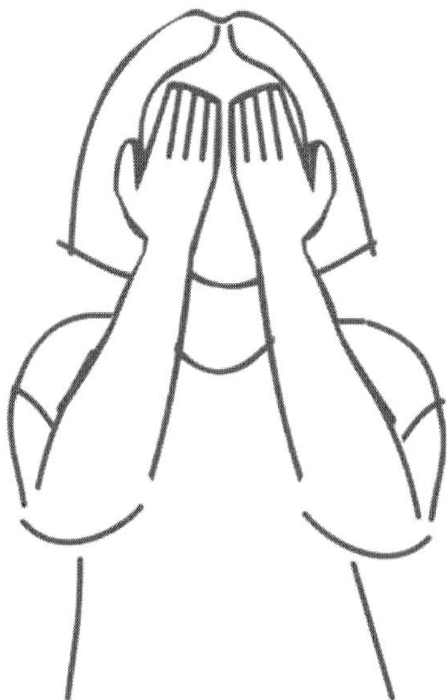

1. Formen Sie Ihre Hände zu kleinen Schalen.

2. Bringen Sie Ihre Hände über Ihre Augen und legen Sie Ihre Handballen dabei sanft auf Ihren Wangenknochen ab. Ihre Fingerspitzen berühren hierbei Ihren Haaransatz an der Stirn.

3. Achten Sie außerdem darauf, Platz für Ihre Nase zu lassen, da eine vollständige Bedeckung der Nase durch die Hände zu einer Störung der Atmung führen könnte.

Ohren – Partnerheiltechnik

Durch diese Handstellung wird die Reiki-Energie sowohl zu Ihrem Kronenchakra als auch zu Ihrem Stirnchakra sowie zu Ihrem Gehirn, Ihren Ohren, Ihren Wangen, Ihrem Mund, Ihren Zähnen, Ihrem Kiefer sowie Ihrer Zirbeldrüse gelenkt. Die Zirbeldrüse gehört übrigens zum Epithalasmus und ist für die Melatoninproduktion sowie für die Regulierung des Schlaf-Wach-Rhythmus verantwortlich. Diese Handstellung kann bei einer Vielzahl von Problemen angewendet werden, zu denen etwa Störungen der Gesichtsnerven, Angstzustände, Kreislaufbeschwerden, Krampfanfälle oder Hyperventilation zählen. Darüber hinaus eignet sich diese Handposition hervorragend, um sie als festen Bestandteil in die Hautpflege zu integrieren, da sie den ungehinderten Fluss der Lebensenergie durch dieses Organ fördert.

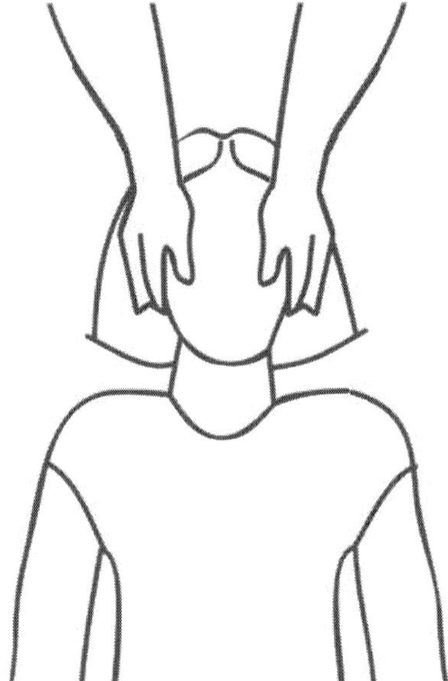

1. Legen Sie sich zunächst entspannt in Rückenlage hin.

2. Ihr Heilungspartner stellt sich hinter Ihrem Kopf auf und legt seine Hände jeweils sanft auf Ihren Ohren ab.

3. Dabei bringt er die Ballen seiner Handflächen behutsam an Ihre Schläfen, platziert seine kleinen Finger jeweils hinter Ihren Ohren und seine Fingerspitzen vorsichtig an beiden Seiten Ihres Kiefers.

Unterer Rücken – Selbstbehandlung

Durch die Handstellung „Unterer Rücken" wird die Reiki-Energie in Ihren unteren Rücken, Ihr Steißbein, das Becken, die Beckenorgane, die unteren Bauchorgane, den unteren Bereich der Wirbelsäule (hier sitzt der Ischiasnerv) sowie in Ihre Lendenwirbel geleitet. Diese Handstellung wird insbesondere bei Schmerzen, Nierenproblemen, Wassereinlagerungen, Verstauchungen sowie bei trübem, faulig riechendem oder blutigem Urin und zur Entgiftung angewendet.

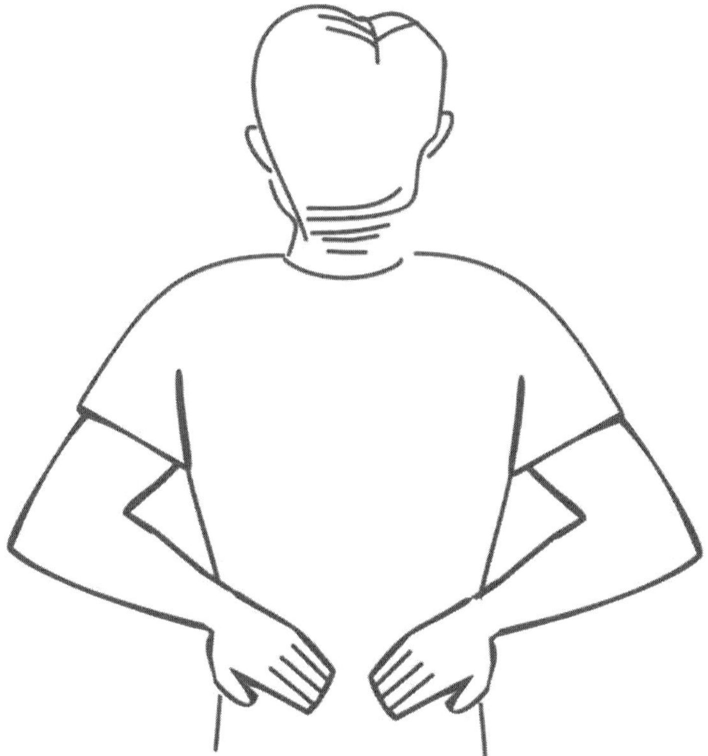

1. Bringen Sie beide Hände auf Ihren unteren Rücken und legen Sie die Fingerspitzen beider Mittelfinger behutsam entlang Ihrer Lendenwirbel zusammen.

2. Ihre Daumenkuppen liegen dabei auf der oberen Seite Ihres Gesäßes auf.

Das Wurzelchakra – Partnerheiltechnik

Bei dieser Partnerheiltechnik wird die Reiki-Energie zunächst zu Ihrem Wurzelchakra und von dort aus zu allen Regionen Ihres Körpers geleitet, die vom Wurzelchakra beeinflusst werden. Hierzu zählen das Steißbein, der Dickdarm, das Becken, der Bereich rund um den Ischiasnerv sowie die Hüften.

Grundsätzlich repräsentiert das **Wurzelchakra**, das an der Basis der Wirbelsäule am Beckenboden liegt, die **Verbundenheit zur Kraft der Erde** und steht mit unseren **Urinstinkten** in Verbindung. Außerdem bildet das Wurzelchakra die **Grundlage unseres Seins** sowie **unserer Evolution als Seele** innerhalb eines physischen Körpers. Störungen im Wurzelchakra entstehen oftmals als Folge von mangelnder Sicherheit und Geborgenheit, Misstrauen, sexuellem Missbrauch, Existenzängsten, Depressionen, Wutanfällen, Anspannungen, Kraftlosigkeit, körperlicher Gewalt oder mangelndem Selbstbewusstsein. Blockaden im Wurzelchakra kommen dann oftmals in Form von Antriebslosigkeit, Ermüdung, Energielosigkeit, Unsicherheiten, fehlendem Vertrauen, einem geringen Selbstwertgefühl, Fluchtgefühlen, Ohnmachtsgefühlen, Immunschwäche oder Krankheiten zum Ausdruck.

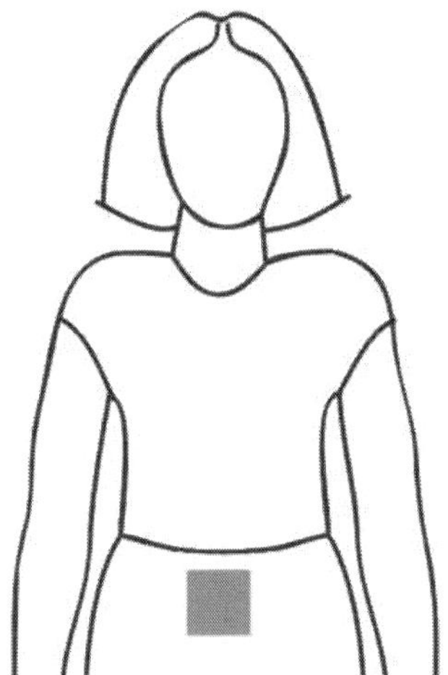

1. Setzen Sie sich zunächst aufrecht auf den Boden. Ihr Heilungspartner stellt sich vor Ihnen auf und schaut Sie an.

2. Nun legt er seine Hände dort auf Ihre Leiste. Dabei sollte er seine Handballen auf Ihren äußeren Oberschenkeln ablegen und seine Fingerspitzen an der Innenseite Ihrer Oberschenkel positionieren.

Bauch – Selbstbehandlung

Durch die Handstellung „Bauch" wird die Reiki-Energie zu Ihrem Sakralchakra, Ihren oberen Eingeweiden, Ihren unteren Bauchorganen sowie zu Ihren Sexual- und Fortpflanzungsorganen geleitet. Diese Handstellung wird unter anderem zur Behandlung von Verdauungsproblemen, Geschwüren, Malabsorption von Lebensmitteln, Verstopfungen, Übelkeit, Durchfall, Magenverstimmungen, Verklebungen sowie einer Vielzahl von Infektionskrankheiten angewendet.

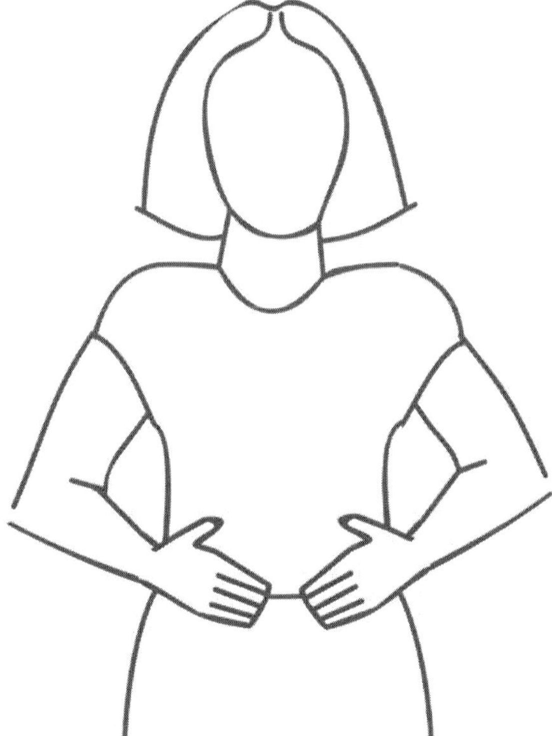

1. Bringen Sie beide Hände seitlich auf Ihren Bauch, wobei Sie die Spitzen Ihrer beiden Mittelfinger sanft seitlich von Ihrem Bauchnabel ablegen.

2. Anschließend strecken Sie Ihre Arme zur Seite aus. Dabei verlaufen die Seiten Ihrer beiden Hände parallel zum Boden.

Rippen – Selbstbehandlung

Durch die Handstellung „Rippen" wird die Reiki-Energie einerseits zu Ihrem Solarplexuschakra und andererseits zu Ihren Nebennieren, Ihrem Brustbein, Ihren unteren Brustwirbeln, dem unteren Teil Ihres Brustkorbs, Ihren oberen Bauchorganen sowie zu Ihrem Schwertfortsatz geleitet. Diese Handstellung kann bei einer Vielzahl von Problemen angewendet werden. Hierzu zählen etwa Durchblutungsprobleme, Kreislaufprobleme, Bluthochdruck, Herzerkrankungen sowie Verdauungsprobleme. Darüber hinaus kann diese Handstellung hervorragend präventiv gegen Infektionskrankheiten eingesetzt werden.

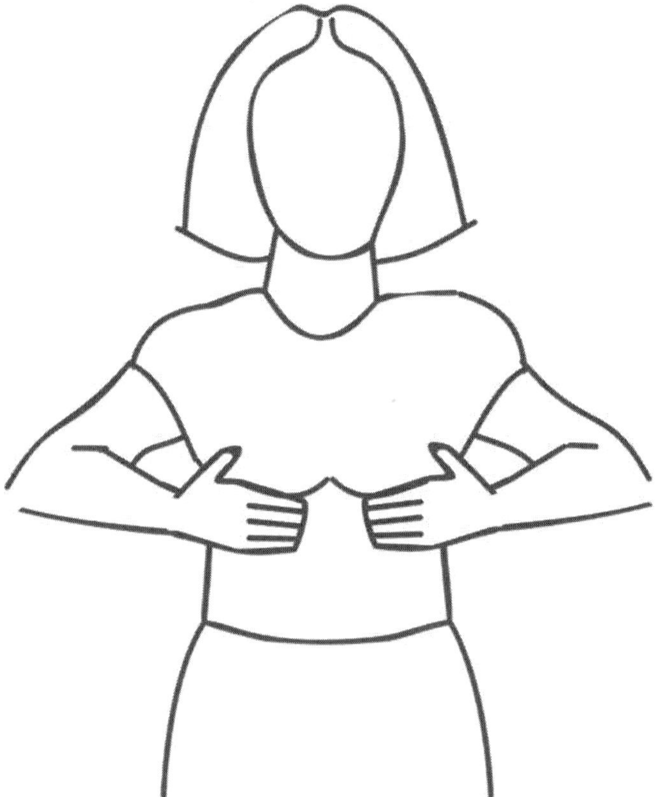

1. Legen Sie beide Hände unterhalb Ihrer Brust ab.

2. Dabei positionieren Sie die Fingerspitzen Ihrer beiden Hände entlang des unteren Teils Ihres Brustbeins.

Reiki Mental

DEPRESSION

Eine **Depression** ist eine **psychische Erkrankung**, die **starken Einfluss auf die Gedanken, die Gefühle sowie das Handeln** von Betroffenen nimmt und durch zahlreiche Beschwerden zum Ausdruck kommt. Antriebslosigkeit, negative Gedanken, Schlaflosigkeit, Interessenverlust, eine gedrückte Stimmung, Appetitlosigkeit, Suizidgedanken sowie eine Vielzahl körperlicher Symptome können Anzeichen sein, die auf eine Depression hinweisen. Die Ursachen dafür, warum Menschen an einer Depression erkranken, sind noch nicht vollständig erforscht. Eine Depression kann **jeden von uns in jedem Lebensalter** treffen. Dabei sind an ihrer Entstehung scheinbar sowohl **interne** als auch **externe Faktoren** beteiligt, beispielsweise **genetische, biologische und psychosoziale Komponenten**.

Grundsätzlich besteht bei Menschen, bei denen dieses Krankheitsbild bereits innerhalb der Familie aufgetreten ist, ein erhöhtes Risiko, an einer Depression zu erkranken. Außerdem sind psychosoziale Belastungen, wie Stress, an der Entstehung von Depressionen beteiligt. Auch Menschen, die bereits im Kindesalter traumatische Erfahrungen durchlebt haben, sind besonders anfällig für Depressionen. Darüber hinaus können Depressionen aufgrund von einer negativen Lebenseinstellung oder als Folge medikamentöser Behandlungen sowie anderer Krankheiten auftreten.

Menschen, die an einer Depression leiden, können sich nur sehr selten aus ihrem negativen Gedankenkarussell befreien. Die Voraussetzung dafür, dass eine Depression nachhaltig und gut behandelt und womöglich sogar geheilt werden kann, ist, dass die psychische Erkrankung einerseits als **ernsthafte Krankheit verstanden** und andererseits **frühzeitig erkannt sowie behandelt** wird. Glücklicherweise gibt es sowohl **psychotherapeutische** als auch **medikamentöse Behandlungen**, die im Kampf gegen Depressionen effektiv sind.

Daneben können verschiedene Techniken dazu beitragen, mit denen Betroffene unterschiedliche Wege der Stressbewältigung erlernen können. Hierzu zählen neben Meditation, Yoga und Autogenem Training auch Qigong oder Reiki-Behandlungen. Diese tragen erheblich zum Thema Optimismus und Freude bei, die mit der Liebesenergie in enger Verbindung stehen. Finden wir diese Qualitäten in uns selbst, kann uns das sogar durch die dunkelsten Zeiten unseres Lebens helfen und uns Hoffnung und Zuversicht spenden.

Optimismus und Freude

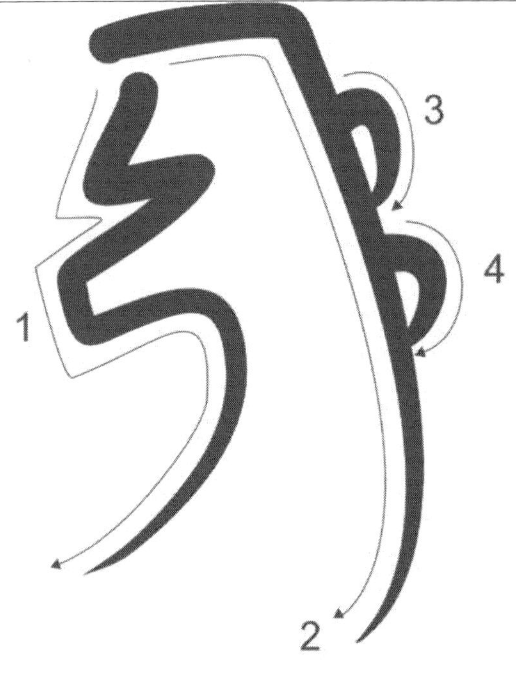

Sei He Ki

Reiki-Emotionale/Mentale-Heilung-Symbol

Legen Sie sich zu Beginn der nun folgenden Übung bequem in Rückenlage. Ihr Heilungspartner stellt sich seitlich neben Ihnen auf und zeichnet das Sei Hei Ki-Symbol (Symbol 2) über Ihrem Herzchakra. Anschließend klopft er das Symbol dreimal sowohl mit Zeige- als auch mit Mittelfinger seiner dominanten Hand ein und bringt seine Hände in die Position der Herzhand. Bei dieser Handstellung leitet Ihr Heilungspartner die Reiki-Energie zu Ihrem Herzchakra, Ihrem Herzen, dem oberen Brustkorb, dem Brustbein sowie Ihrer oberen Thoraxregion. Dabei bringt er den Handballen seiner Handfläche behutsam in die Mitte Ihrer Brust und entlang Ihres Brustbeins, sodass seine Fingerspitzen ein wenig über Ihre Brust hinausragen. Anschließend legt Ihr Partner den Handballen seiner anderen Handfläche auf Ihrem Schlüsselbein ab, wobei seine Finger nach unten gerichtet sind und seine Hände sich überlappen.

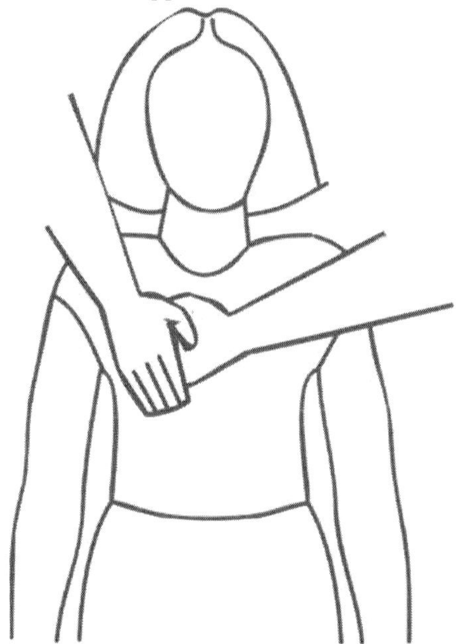

Im Anschluss daran bringt Ihr Heilungspartner seine nicht dominierende Hand in die Solarplexusposition, während seine dominante Hand weiterhin in der Herzposition ruht. Hierfür positioniert er die Spitze seines Mittelfingers auf Ihrem Schwertfortsatz, also dem untersten Teil Ihres Brustbeins. Währenddessen streckt er seine Hand senkrecht zu Ihrem Brustbein aus, wobei sein Handballen behutsam auf Ihrem Brustkorb ruht.

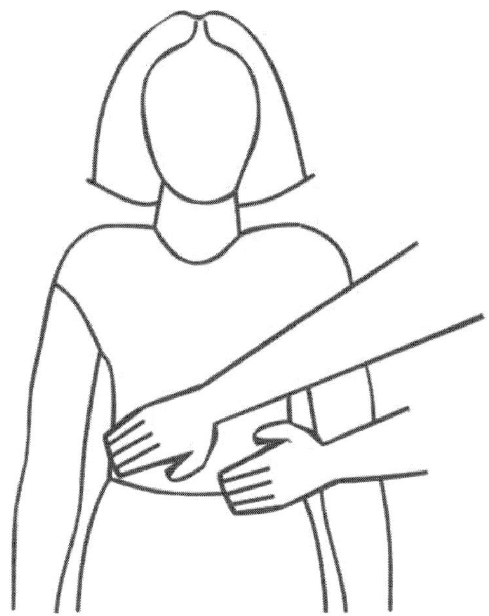

Daran anknüpfend bewegt Ihr Heilungspartner seine nicht dominierende Hand von der Solarplexusposition in die Halsposition. Seine dominierende Hand befindet sich weiterhin in der Herzposition auf Ihrem Körper. Dafür legt Ihr Partner die Seiten seines Daumens unmittelbar unter Ihrem Kieferknochen ab, wobei die Seite von seinem kleinen Finger auf Ihren Schlüsselbeinen aufliegt.

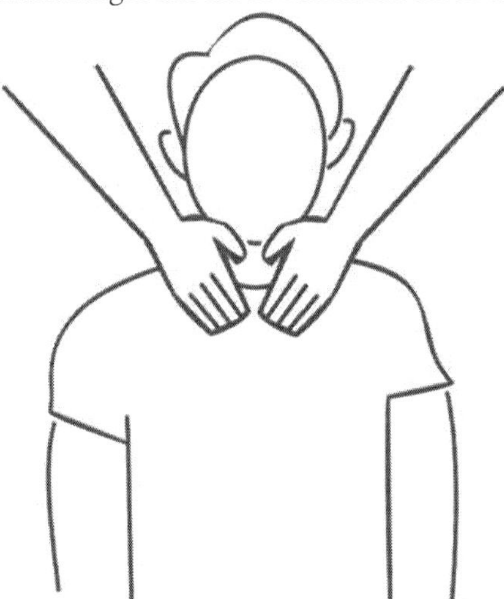

Zuletzt bringt Ihr Heilungspartner beide Hände zurück in die Herzposition, indem er erneut den Handballen einer Handfläche vorsichtig in die Mitte Ihrer Brust und entlang Ihres Brustbeins ablegt. Danach positioniert er den Handballen seiner anderen Handfläche auf Ihrem Schlüsselbein, sodass seine Finger nach unten zeigen und seine Hände einander aufliegen.

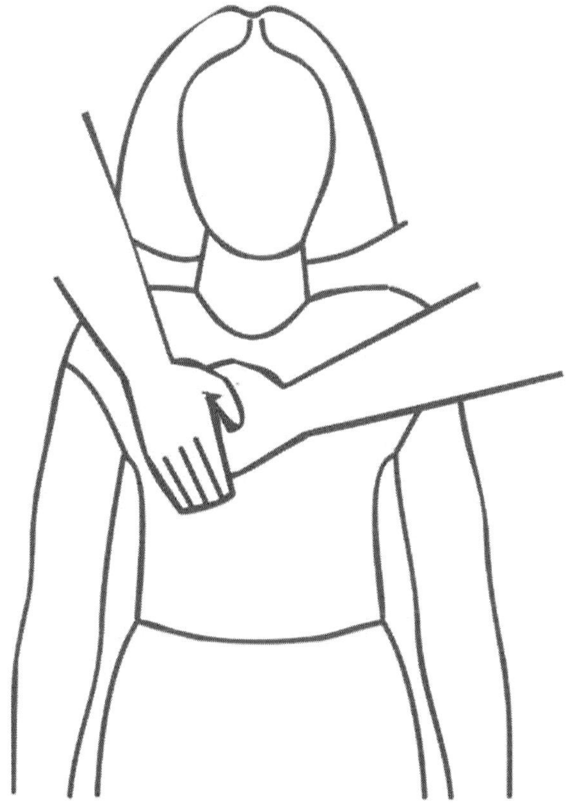

Bei dieser Übung bietet es sich an, während der gesamten Sitzung Musik mit 639-Hz-Solfeggio abzuspielen, da diese die Öffnung der Herzenergie unterstützt.

ANGST & PANIK

Im Allgemeinen ist **Angst** ein **Gefühl von Unsicherheit, Nervosität oder Besorgnis**, das Bestandteil vielfältiger psychiatrischer Erkrankungen ist, wie Angststörungen, Phobien oder Panikattacken. Obgleich Angst ein menschliches und damit normales Erlebnis darstellt, können zusätzlich zu den Angstgefühlen noch weitere körperliche Symptome bei Betroffenen auftreten. Hierzu zählen zum Beispiel Schwindel, Schwitzen, Kurzatmigkeit oder ein beschleunigter Herzschlag. Dabei können Angststörungen unterschiedliche Formen annehmen und unter anderem in Form von sozialen Ängsten, durch Zwangsstörungen, Phobien oder generalisierte Ängste zum Ausdruck kommen. Obwohl Angststörungen sowohl **physische als auch psychische Ursachen** haben können, manifestieren sich die Auswirkungen oftmals auf **körperlicher Ebene**. Infolge ihrer Angststörungen ändern Betroffene häufig ihre alltäglichen Verhaltensweisen und vermeiden dadurch beispielsweise bestimmte Situationen oder Dinge. Den meisten von Angst betroffenen Menschen kann jedoch durch **Psychotherapie**, **Medikamente** oder der **Kombination beider Behandlungsmethoden** erheblich und vor allem nachhaltig geholfen werden.

Im Gegensatz dazu beschreibt eine **Panikattacke** eine **kurze Periode extremer Angst bzw. Furcht sowie Leid**. Sie tritt ganz plötzlich ein und geht mit **körperlichen und/oder emotionalen Symptomen** einher. Treten Panikattacken immer wieder auf, werden sie als **Panikstörungen** bezeichnet. Panikstörungen führen in der Regel zu einer enormen Angst vor künftigen Panikattacken sowie zur Änderung eigener Verhaltensweisen, durch die entsprechende, einen Anfall auslösende Situationen vermieden werden.

Übelkeit, Atemnot, Schwindel, Schmerzen in der Brust sowie das Gefühl, zu ersticken, sind häufig auftretende Symptome von Panikattacken, die auch im Zuge einer Angststörung oder anderer psychischer Störungen, wie einer Depression, auftreten können. Ihre Behandlung kann sowohl **Psychotherapie** oder **Konfrontationstherapie** als auch **Antidepressiva** oder **Anxiolytika** (angstlösende Medikamente) umfassen.

Genau wie bei der Depression kann die Energieheilung durch Reiki dazu beitragen, auch Angststörungen und Panikattacken präventiv zu bekämpfen und das Risiko für deren Auftreten somit zu mindern.

Angststörungen und Panikattacken

Für die nachfolgende Übung begeben Sie sich zunächst bequem in die Rückenlage. Nun beginnt Ihr Partner mit der Reiki-Behandlung und arbeitet sich dabei von Ihren Augen über Ihre Ohren bis hin zu Ihrem Hinterkopf vor. Beginnend bei Ihren Augen, leitet Ihr Partner die Reiki-Energie einerseits zu Ihrem Kronen- und Ihrem Stirnchakra und andererseits zu Ihrem Gehirn, Ihrem Kopf, der Zirbeldrüse, den Nebenhöhlen sowie Ihren Augen. Während Sie also bequem auf dem Rücken liegen, steht oder sitzt Ihr Heilungspartner an Ihrem Kopf und legt die Basis seiner Handflächen sanft direkt oberhalb Ihrer Augenbrauen ab, wobei seine Fingerspitzen leicht auf Ihren Wangenknochen aufliegen.

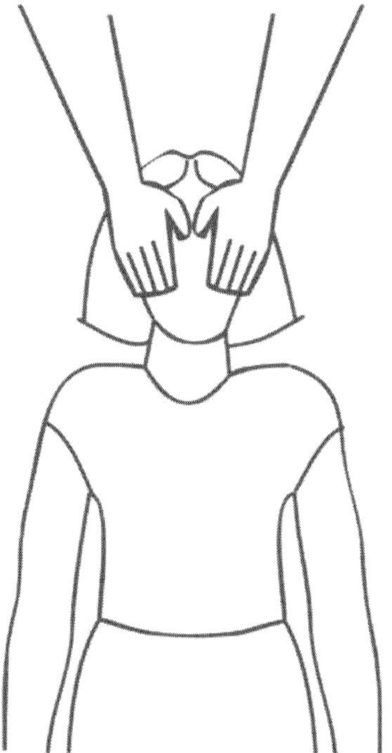

Anschließend leitet er die Reiki-Energie zu Ihren Wangen, Ihrem Mund, Ihren Zähnen, Ihrem Kiefer sowie Ihren Ohren weiter. Hierfür legt er seinen kleinen Finger jeweils leicht hinter Ihren Ohren ab. Die Fersen seiner Handflächen berühren dabei sanft Ihre Schläfen und seine Fingerspitzen die Seiten Ihres Kiefers.

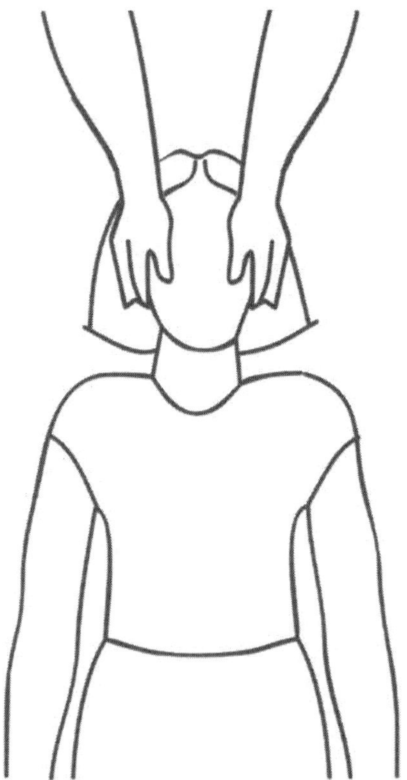

Daran anknüpfend lenkt Ihr Heilungspartner die Reiki-Energie zu Ihrem Schädel sowie Ihrem oberen Halswirbel weiter. Im Zuge dessen legt Ihr Partner seine Fingerspitzen aneinander und stützt das gesamte Gewicht Ihres Kopfes mit seinen Händen. Dabei legt er einerseits seine Fingerspitzen behutsam auf Ihrem Hinterhauptkamm am Hinterhauptknochen sowie andererseits seine Handballen auf der Oberseite Ihres Schädels ab, sobald sich dieser zu wölben beginnt.

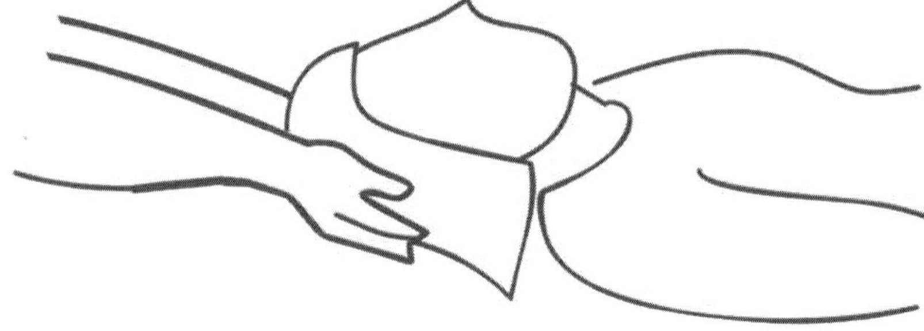

Nun stellt sich Ihr Heilungspartner seitlich von Ihnen auf, um die Reiki-Energie zum Solarplexus, zum Nabel, dem Hara sowie der Leistengegend weiterzuleiten. Beginnend bei Ihrem Solarplexus, leitet Ihr Partner die Reiki-Energie nun also zu Ihrem Solarplexuschakra sowie zu Ihren oberen Bauchorganen, dem Brustbein, dem Brustkorb, Ihrer Brustgegend, dem Schwertfortsatz und Ihren Nebennieren weiter. Während Sie immer noch bequem auf Ihrem Rücken liegen, steht oder sitzt Ihr Heilungspartner seitlich neben Ihnen und legt die Spitze eines Mittelfingers auf Ihrem Schwertfortsatz ab. Dabei streckt er seine Hand senkrecht zu Ihrem Brustbein aus, wobei sein Handballen auf Ihrem Brustkorb sacht aufliegt. Anschließend legt er den Handballen seiner anderen Hand auf die Fingerspitzen seiner ersten Hand und streckt die zweite Hand parallel aus, damit er seine Finger mit Bedacht auf Ihrem Brustkorb ablegen kann.

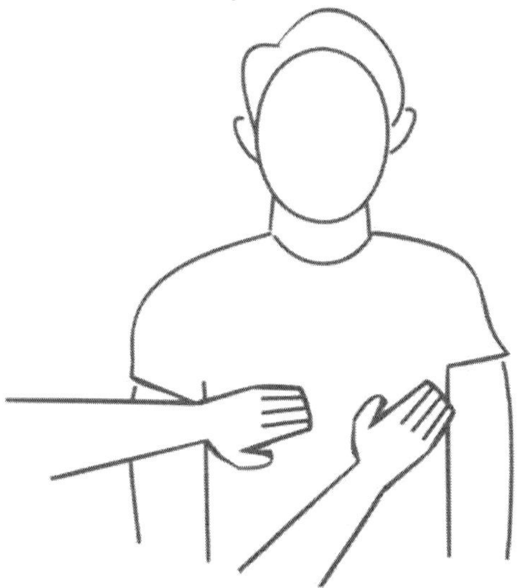

Im Anschluss lenkt Ihr Heilungspartner die Reiki-Energie auf Ihr Sakralchakra, die Unterseite Ihres Brustkorbs, die untere Brustkorbregion, die Bauchorgane, die Geschlechtsorgane sowie Ihre oberen Eingeweide. Dafür legt er die Spitze eines Mittelfingers auf Ihrem Bauchnabel ab, während er seine Hand im rechten Winkel zu Ihrem Brustkorb ausstreckt. Dabei liegt sein Handballen leicht an Ihrer Seite auf. Danach positioniert Ihr Heilungspartner den Handballen seiner anderen Hand auf der Fingerspitze seines bereits aufgelegten Mittelfingers. Im Zuge dessen streckt er seine Finger nach vorne aus, damit diese auf Ihrer anderen Körperseite ruhen können.

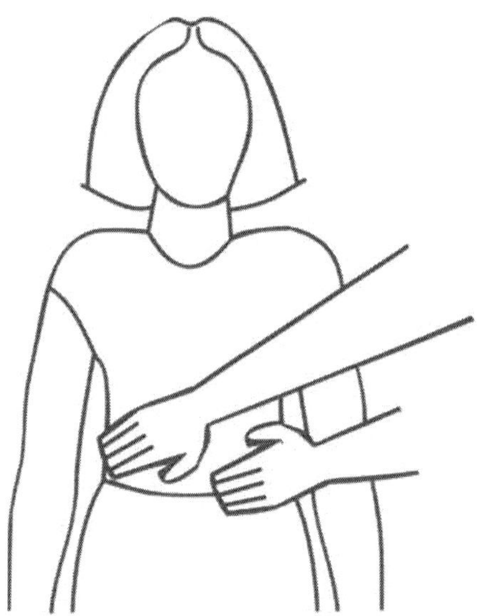

Hieran anknüpfend lenkt Ihr Partner die Reiki-Energie weiter auf Ihr Hara. Das Hara befindet sich direkt unterhalb des Bauchnabels und gilt als Mittelpunkt des energetischen Gleichgewichts im Körper. Hierfür positioniert Ihr Heilungspartner die Seite seines Daumens direkt unterhalb Ihres Bauchnabels und streckt seine Handfläche dabei zu einer Seite aus. Nun legt er den Handballen seiner anderen Hand so auf Ihrem Körper an, dass die Daumenseite der zweiten Hand den Zeigefinger der ersten sanft berührt. Seine Fingerspitzen spreizt er außerdem zu Ihrer Seite ab.

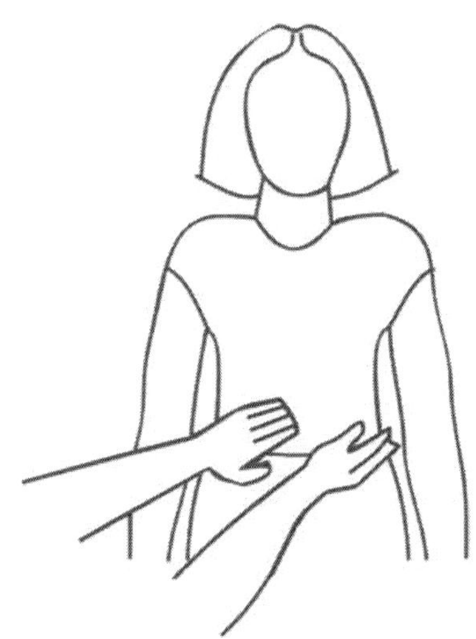

Vom Hara ausgehend leitet Ihr Heilungspartner die Reiki-Energie jetzt zu Ihrem Wurzelchakra, Ihrer Leistengegend, dem Becken, den Beckenorganen, den unteren Eingeweiden sowie Ihren Oberschenkeln weiter. Hierzu legt Ihr Partner seine beiden Hände in die Falte, in der sich Ihre Hüfte und Ihr Rumpf treffen, wobei seine Hände senkrecht zu Ihren äußeren Oberschenkeln nach außen gestreckt sein sollten. Zudem sollte er seine Hände in einer Position ablegen, die sowohl für Sie als auch für ihn angenehm ist.

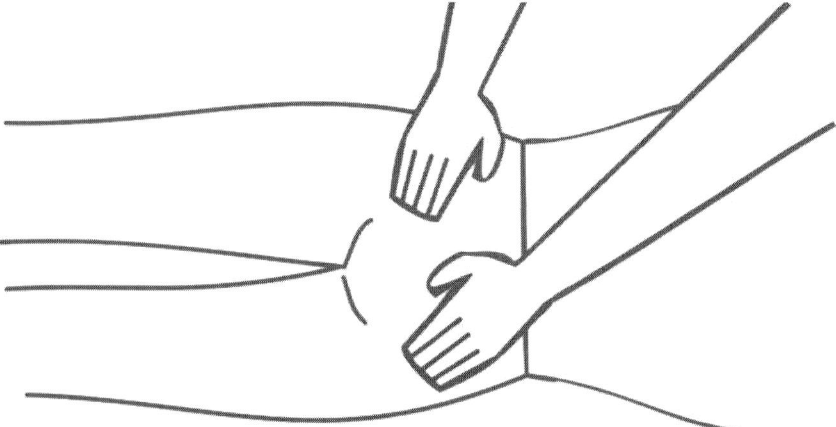

Am Ende der Reiki-Sitzung angekommen, empfiehlt es sich, für einige Augenblicke mit nackten Füßen flach auf dem Boden zu stehen, damit Sie Ihre Aura reinigen und Ihre Angst abgeben und sich selbst erden können. Atmen Sie währenddessen ganz tief für vier Sekunden durch Ihre Nase in Ihren Bauch ein, halten Sie die Einatmung für weitere vier Sekunden und atmen Sie anschließend ganz langsam für acht Sekunden durch Ihren Mund aus, wobei Sie die gesamte Luft ausstoßen. Wenn Sie im Alltag spüren, dass Ihre Angst aufkommt, können Sie gerne zu diesem **Atemmuster** zurückkehren.

Befinden Sie sich am Ende der Sitzung in einem entspannten und ruhigen Zustand, können Sie mit Ihrem Heilungspartner außerdem eine einfache Technik einüben. Sie stammt aus dem neurolinguistischen Programmieren (NLP) und wird **Verankerung** genannt. Die Verankerung kann immer dann ins Bewusstsein gerufen werden, wenn Sie bemerken, dass Sie sich zunehmend ängstlicher fühlen.

Für die Verankerung bittet Sie Ihr Heilungspartner zunächst, sich eine Art Geste auszudenken. Das kann zum Beispiel bedeuten, dass Sie den Zeigefinger sowie den Daumen Ihrer rechten Hand zusammenführen, um einen Kreis zu bilden – wie das Okay-Zeichen. Halten Sie diese Geste nun für eine bis zwei Minuten bzw. so lange, bis Ihre Entspannung nachlässt. Dadurch können Sie das Gefühl von Ruhe, Entspannung und Frieden in Ihrer Geste verankern. Wann immer in Ihnen nun das Gefühl der Angst aufkommt, können Sie diese Geste ganz einfach abrufen und wiederholen und sich dadurch an das Gefühl erinnern, das Sie am Ende Ihrer Reiki-Sitzung gespürt haben. Affirmationen können Sie hierbei auch zusätzlich hilfreich unterstützen. Ich werde etwas später genauer darauf eingehen.

VERLUSTÄNGSTE

Unter **Verlustängsten** wird die **Angst verstanden, einen geliebten Menschen oder bedeutsame Dinge zu verlieren**. Die Angst über den potentiellen Verlust kann dabei sogar unverhältnismäßig groß sein, obgleich die Befürchtungen und Sorgen vollkommen unbegründet sein können. Verlustängste kommen vorrangig innerhalb von **Beziehungen** zum Ausdruck, da sich viele Betroffene häufig pausenlos Gedanken darüber machen, ihren Partner verlieren zu können. Aus ihren Sorgen resultiert dann oftmals eine **Verhaltensänderung**, die mitunter so weit führen kann, dass die Beziehung, aufgrund der Verlustängste, erst recht Gefahr läuft, zu zerbrechen. Neben Partnerschaften können Verlustängste jedoch auch innerhalb weiterer **zwischenmenschlicher Beziehungen** mit einem großen Stellenwert auftreten, zum Beispiel unter besten Freunden oder Familienangehörigen. Darüber hinaus ist Verlustangst auch im **Beruf** möglich, wenn sich Betroffene beispielsweise permanent Sorgen darüber machen, ihren Arbeitsplatz zu verlieren und infolgedessen in die Arbeitslosigkeit zu rutschen. Oftmals ist der Auslöser einer Verlustangst bereits **in der frühen Kindheit** zu verankern, denn gerade in den ersten Lebensjahren sind Kinder von ihren Eltern oder anderen Bezugspersonen besonders abhängig und könnten ohne diese Menschen, ihre Unterstützung und ihre Liebe nicht überleben. Durch schmerzhafte Trennungen, Desinteresse und Verlassenwerden müssen wir bereits früh in unserem Leben lernen, dass diese Erfahrungen Bestandteile des Lebens sind. In der Folge führen die prägenden traumatischen Ereignisse während unserer Kindheit dann zu großen Verlustängsten in unseren späteren Lebensjahren.

Darüber hinaus haben Menschen, die ein **geringeres Selbstwertgefühl** besitzen, ein erhöhtes Risiko für Verlustängste. Viele von ihnen machen sich von anderen Menschen abhängig, um geliebt zu werden. Da sie sich selbst niemals gut genug fühlen, ist ihre Sorge, die von ihnen geliebte Person könnte sich von ihnen abwenden, dementsprechend groß. Nicht selten sind Verlustängste außerdem von anderen **psychischen Erkrankungen**, wie Depressionen, geprägt. Medizinern zufolge können übermäßige Ängste weiterhin sogar genetisch bedingt sein. Des Weiteren können auch die Menschen, die bewusst oder unbewusst darüber nachdenken, sich von ihrem Partner zu trennen, an Verlustangst leiden. Obwohl sie in ihrer Beziehung unzufrieden sind, können sie den nächsten Schritt der Trennung nicht wagen. Gleichwohl übertragen sie ihre eigenen Gedanken auf die andere Person und lassen sich dabei selbst in dem Glauben, dass ihr Partner sie verlassen möchte. Grundsätzlich gehen Verlustängste mit verschiedenen Anzeichen einher. So kreisen die Gedanken von Betroffenen ständig um einen potentiellen Verlust einer geliebten Person oder um das Gefühl, allein gelassen zu werden. Ihre Gedanken und Gefühle wirken sich natürlich auch auf ihre eigenen Verhaltensweisen aus, sodass Betroffene häufig mit Wut, Angst, Misstrauen, Aggressionen, Neid, Eifersucht oder Kontrollzwang reagieren. Sie sind gestresst, traurig oder zweifeln an sich selbst.

Heilung emotionaler Probleme

Das Sei Hei Ki-Symbol (kurz: SHK-Symbol) ist das Zeichen für emotionale Heilung, weshalb die Arbeit mit ihm im Kontext von negativen Gefühlen und Verlustängsten besonders wirkungsvoll ist. Mit Hilfe des SHK-Symbols können Sie die Reiki-Energie kanalisieren und die mit ihrer Verlustangst verbundenen negativen Emotionen auflösen.

1. Dafür legen oder setzen Sie sich zunächst bequem hin. Nun zeichnen Sie das Sei Hei Ki-Symbol auf Ihr Wurzelchakra, das an der Basis der Wirbelsäule am Beckenboden liegt, und klopfen es dann dreimal ab.

2. Anschließend zeichnen Sie das SHK-Symbol mit Ihrem Finger auf beide Handflächen, bevor Sie die Reiki-Energie so lange auf Ihr Wurzelchakra kanalisieren, bis Sie sich entweder befreit fühlen oder das Gefühl bekommen, Ihre Hände bewegen zu müssen.

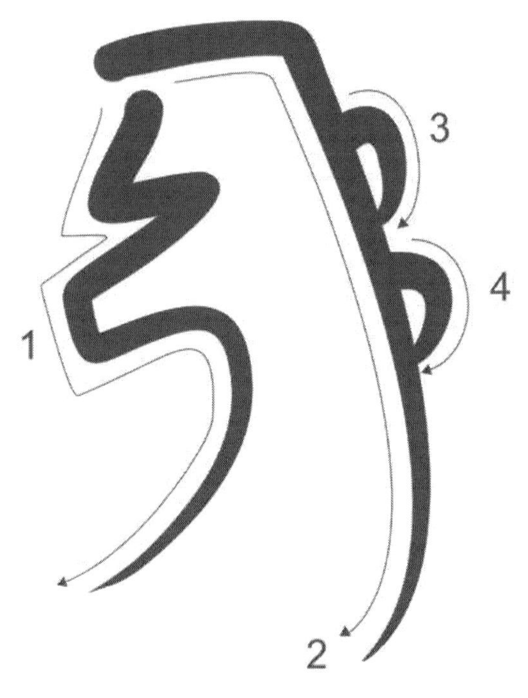

Sei He Ki

Reiki-Emotionale/Mentale-Heilung-Symbol

ANGST VOR DEM VERSAGEN

Versagensangst beschreibt die **grundsätzliche Angst, Fehler zu begehen**. Diese Ängste können **in jedem Bereich unseres Lebens** auftreten und dieses maßgebend beeinflussen. Die Furcht, Fehler zu machen, entwickelt sich dabei **erst im Laufe des Lebens**. Babys und Kleinkindern sind Versagensängste fremd, ansonsten würden sie nicht nach jedem gescheiterten Versuch, das Laufen zu erlernen, wieder aufstehen und es aufs Neue versuchen. Je älter wir jedoch werden, umso stärker und bewusster nehmen wir unser Umfeld wahr, machen uns nicht selten von der Meinung anderer abhängig und entwickeln aufgrund dessen die Angst, zu versagen. Dabei gehören Fehler zum Leben dazu und nur, wenn wir Fehler auch begehen, können wir aus ihnen lernen und uns weiterentwickeln. Menschen, die stark ausgeprägte Verlustängste besitzen, versuchen, Situationen oder Handlungen, die zum Scheitern führen könnten, so gut es geht zu vermeiden. Ist die Angst vor dem Versagen extrem ausgeprägt, schränkt diese das Leben der Betroffenen sogar massiv ein. Die **Symptome**, die bei Menschen mit Versagensangst dabei auftreten, äußern sich sowohl auf der **körperlichen** als auch auf der **psychischen Ebene.** Ihr Verhalten ändert sich auffällig.

Körperliche Symptome könnten dabei beispielsweise Atemnot, Schweißausbrüche, Herzklopfen, Herzrasen, Muskelverspannungen, Appetitlosigkeit, Schlafprobleme, Übelkeit oder Zittern sein. Auf psychischer Ebene äußern sich Symptome häufig in Form von Konzentrationsproblemen, Denkblockaden oder Fluchtgedanken. Darüber hinaus ziehen sich Betroffene oftmals aus ihrem sozialen Umfeld zurück, schieben Dinge bis zuletzt auf und träumen verstärkt tagsüber. Betroffene selbst berichten außerdem, dass sie sich gelähmt fühlen und das Gefühl haben, dass sie nicht richtig durchatmen können. Die Abwärtsspirale aus Furcht, Vermeidung und Rückzug führt früher oder später zu **Selbstzweifeln**, einem **niedrigen Selbstwertgefühl** und kann sogar in einer **Depression** münden. Nichtsdestotrotz kann Versagensangst überwunden werden. Hierfür gibt es unterschiedliche Strategien, mit denen sich Betroffene ihren Herausforderungen stellen und ihre Angst überwinden können. Da die Angst vor dem Versagen im Kopf entsteht, ist es wichtig, dass Betroffene genau dort ansetzen. Das Leben ist ein ständiges Wechselspiel aus **Hinfallen, Lernen und Aufstehen** und nur, wenn wir scheitern, können wir überhaupt lernen und uns weiterentwickeln. Versagensängste existieren **lediglich im Kopf** und sind zumeist vollkommen unberechtigt und nur dann real, wenn wir ihnen Raum schenken. Meistens basieren unsere Versagensängste dabei auf tief in unserem Inneren verwurzelten negativen Überzeugungen, auf sogenannten **Glaubenssätzen**, die unser Selbst begrenzen. Wenn wir uns wieder einmal dabei ertappen, wie wir denken, dass wir etwas nicht schaffen, müssen wir uns bewusst machen, dass das lediglich ein Gedanke ist, der in unserem Kopf herumschwirrt. Dann ist es wichtig, einen Schritt zurück zu machen, sich bei diesem Gedanken zu ertappen und sich einzugestehen, dass dieser Einfall nur in unserem Kopf existiert. Sobald wir bemerken, dass unsere Gedanken einzig und allein ums Scheitern kreisen, rufen wir laut und deutlich **Stopp!** und machen uns bewusst, dass **nur unsere Handlungen entscheidend sind.** Außerdem sollten wir uns in Momenten wie diesen immer vorstellen, wie es sich anfühlt, wenn wir **die von uns gefürchtete Situation überwinden** und den **Fokus auf die positiven Aspekte** dieses Gedankens legen. Sollten wir wieder in die Negativspirale abrutschen, rufen wir uns einfach wieder den **Gedanken-Stopp** zurück ins Gedächtnis.

Weiterhin ist es sinnvoll, wenn wir uns einen **Anker** suchen, der uns zurück in eine positive Stimmung versetzt. Der Anker kann ein Geruch, ein Ritual, ein Geräusch, eine Geste oder eine Person sein, mit dem bzw. der wir positive Gefühle und gute Emotionen verknüpfen bzw. verankern. Anker lassen sich außerdem bewusst setzen, indem wir unseren persönlich ausgesuchten Anker z. B. in Form eines schönen Steines, einer Murmel oder eines Knopfes in die Hand nehmen oder ihn immer bei uns tragen. Ganz gleich, für welchen Anker wir uns auch entscheiden, jedes Mal, wenn wir durch ihn an schöne Erinnerungen zurückdenken, laden wir unseren ganz eigenen Anker mit positiver Energie auf, der uns dann in ängstlichen oder gestressten Momenten dabei helfen kann, unsere Emotionen zu regulieren. In Extremfällen ist es jedoch oftmals schwierig, starke Versagensängste allein zu bewältigen. Dann ist es ratsam, wenn sich Betroffene **professionelle Hilfe** suchen und gemeinsam mit einem Therapierenden beginnen, der eigenen Versagensangst auf den Grund zu gehen. Neben den aufgeführten Tipps und Ratschlägen können Betroffene zudem von der heilsamen Reiki-Energie profitieren und unbewusste Blockaden in ihren Energiezentren auflösen und harmonisieren.

Hinterkopf

Durch die Handstellung „Hinterkopf" wird die Reiki-Energie sowohl zu Ihrem Schädel als auch zu Ihrem Gehirn sowie Ihren oberen Halswirbeln geleitet. Darüber hinaus stimuliert diese Handstellung Ihre Zirbeldrüse, die als Zentrum des eigenen spirituellen Wesens gilt. Aus diesem Grund ermöglicht Ihnen die Handstellung, durch das Stimulieren und Erwecken Ihrer Zirbeldrüse, Zugang zu Ihrem spirituellen Selbst zu erlangen. Die Handstellung „Hinterkopf" wird insbesondere bei Versagensängsten, Selbstzweifeln, Angstzuständen, Hyperventilationen, Koordinationsverlust, Anspannung sowie Kreislaufbeschwerden angewendet.

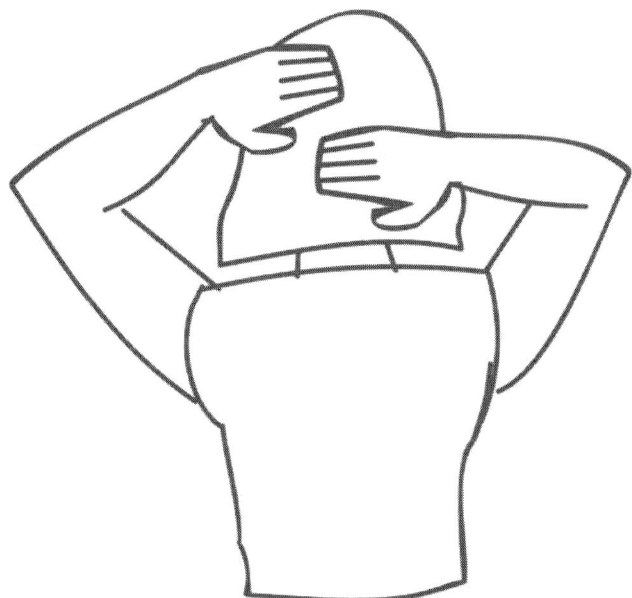

1. Diese Übung können Sie wieder sehr gut alleine bei sich durchführen: Bringen Sie Ihre Hände in eine schalenförmige Form und legen Sie diese versetzt auf der Rückseite Ihres Kopfes ab.

2. Dabei platzieren Sie die Kuppe des Daumens Ihrer unteren Hand so, dass sie entlang Ihres Hinterhauptes verläuft.

3. Außerdem legen Sie den kleinen Finger Ihrer oberen Hand an der Stelle Ihres Schädels ab, an der sich Ihr Kopf zu wölben beginnt.

4. Achten Sie darauf, dass Ihre Schultern unten bleiben und entspannt sind.

MINDERWERTIGKEITSGEFÜHLE

Die Beziehung, die wir zu uns selbst führen, ist die wichtigste Beziehung, die wir in unserem gesamten Leben jemals führen werden. Leider tendieren wir dazu, gerade zu uns selbst viel strenger zu sein als zu anderen Menschen, denn oftmals sind wir selbst unsere größten Kritiker. Wenn es darum geht, uns selbst einzuschätzen und zu bewerten, legen wir häufig alles auf die Goldwaage. Auf unserer Reise zur Selbstliebe legen uns dabei meistens Selbstzweifel und Minderwertigkeitsgefühle viele Steine in den Weg und Unsicherheiten begleiten unseren Alltag. Das Gefühl, niemals (gut) genug zu sein, ist uns bekannter, als uns lieb wäre.

Minderwertigkeitsgefühle kommen dabei durch ein **Gefühl der Unvollkommenheit** zum Ausdruck, bei dem sich Betroffene im Allgemeinen **unbedeutend**, **unterlegen** und **klein** fühlen. Oftmals gehen Minderwertigkeitsgefühle auf **fehlende Anerkennung und Liebe** durch die Eltern zurück und werden zusätzlich durch **mangelnde Wertschätzung** sowie **Probleme im nahen Umfeld** verstärkt. Dadurch werden Betroffene immer wieder mit ihren persönlichen Schwierigkeiten konfrontiert und verlieren den Blick für ihre individuellen Stärken. Bei den meisten Betroffenen wird das eigene **geringe Selbstwertgefühl** sowie das **negative Selbstbildnis** dann noch mit der Annahme gepaart, dass es beinahe unmöglich sei, etwas an der persönlichen Situation ändern zu können. Auf emotionaler Ebene reagieren Betroffene mit Scham- und Schuldgefühlen, einem schlechten Gewissen sowie dem permanenten Streben nach Wiedergutmachung. Sind die Minderwertigkeitsgefühle noch stärker ausgeprägt, können diese sogar zu Einsamkeit, Kontaktangst, Süchten, Essstörungen, Perfektionismus, Beziehungsarmut, sozialer Abhängigkeit oder Sprachhemmungen führen.

Grundsätzlich ist die Überwindung von Minderwertigkeitsgefühlen umso schwieriger, je tiefer und länger diese im eigenen Denken verankert wurden. Im Laufe der Zeit wird das negative Selbstbild immer mehr zur Normalität, Rückschläge treten häufiger auf, Erfolge werden zunehmend ausgeblendet und die Selbstentwertung entfaltet sich mehr und mehr innerhalb der eigenen Persönlichkeit. Aus diesem Grund ist es umso wichtiger, dass Minderwertigkeitsgefühle frühzeitig erkannt und die Ursachen dafür beseitigt werden. Im ersten Schritt müssen sich Betroffene dabei den **Auslösern** dieser negativen Gefühle stellen und ihre **Einstellung zu sich selbst ändern**. Hierbei ist es oftmals hilfreich, sowohl die **eigenen Stärken** als auch die **persönlichen Erfolge niederzuschreiben** und sich diese somit **regelmäßig in Erinnerung** zu rufen. Dabei sollten sich Betroffene jedoch **nicht dem Druck der Perfektion aussetzen**, da dieser die Minderwertigkeitsgefühle lediglich verstärken würde und niemand fehlerfrei ist. Stattdessen sollten sie **aus ihren vergangenen Fehlern lernen** und jeden Tag versuchen, sich ein Stück **selbst besser kennenzulernen** und **sich selbst mehr zu lieben.**

Auf ihrer Reise zu mehr Selbsterkenntnis und Selbstliebe kann auch Reiki die Betroffenen unterstützen und ihnen helfen, die universelle Lebensenergie in ihre **Mentalebene** zu leiten. Die Mentalebene ist der Bereich unseres Bewusstseins, der all unsere Überzeugungen, Verhaltensweisen, Gewohnheiten sowie unseren Glauben beherbergt. Die **mentale Heilung** mit Reiki erlaubt uns, unangepasste Verhaltens- sowie Gedankenmuster und Problembereiche zu harmonisieren und wieder Licht in die dunklen Anteile unserer Persönlichkeit zu bringen. Um Minderwertigkeitsgefühlen gezielt entgegenwirken zu können, wird die Mentalheilung mit **Affirmationen** ausgeführt. Affirmationen sind kurze, bewusste, positive und in der Gegenwart formulierte Gedanken. Dank ihrer heilenden Worte wirken sie effektiv auf die Mentalebene ein und können dort verschiedene Themenbereiche harmonieren.

Mentalheilung mit gezielten Affirmationen

Durch diese Handstellung wird die Reiki-Energie in Ihren Kopf sowie Ihre Kopfmuskulatur geleitet und hilft Ihnen bei der Entspannung sowie der Regeneration. Die Wirkung dieser Handstellung wird zusätzlich durch passende Affirmationen verstärkt und ergänzt, da sich diese positiv und heilend auf Ihr Gemüt auswirken. Darüber hinaus können sinnvolle Affirmationen dabei helfen, Überarbeitung, Kompensationsversuche sowie negative Gefühle, Gedanken und Glaubenssätze vorzubeugen. Somit unterstützt Sie die Mentalheilung dabei, Ihre eigene Persönlichkeit zu entwickeln. Die folgenden Affirmationen eignen sich hervorragend, um die Themen Selbstfürsorge, Selbstwert und Selbstliebe voranzutreiben und zu stärken:

- *„Ich atme erst einmal tief ein und wieder aus und komme im Hier und Jetzt an."*
- *„Ich bin genug."*
- *„Ich bin mir meiner Stärken und Schwächen bewusst."*
- *„Ich stehe sowohl zu meinen Stärken als auch zu meinen Schwächen."*
- *„Gerne gleiche ich die energetischen Ungleichgewichte in mir aus."*
- *„Sobald ich in den Spiegel blicke, erkenne ich, wer ich wirklich bin."*
- *„Ich weiß, dass ich wertvoll bin."*
- *„Ich verdiene es, geliebt zu werden."*
- *„Ich liebe mich selbst."*
- *„Ich sorge für mich."*

Gerne können Sie die Mentalheilung auch mit eigenen positiven Affirmationen ergänzen.

Übung zur Mentalheilung:

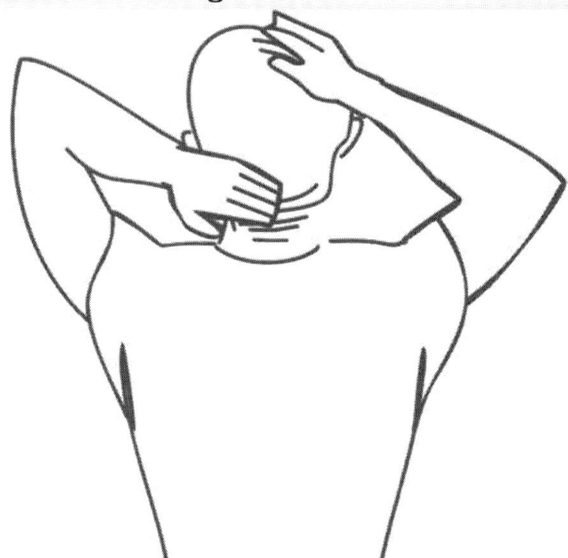

1. Stellen bzw. setzen Sie sich zunächst aufrecht hin. Nun legen Sie Ihre rechte Hand so auf Ihrem Kopf ab, dass Ihr Handballen Ihre Stirn berührt und Ihre Fingerspitzen zu Ihrem Hinterkopf zeigen.

2. Anschließend positionieren Sie Ihre linke Hand an Ihrer Medulla oblongata – das ist der Teil des Gehirns, der sich zwischen dem Pons (Brücke) und dem Rückenmark befindet –, wobei Ihre Fingerspitzen zu Ihrem rechten Ohr zeigen.

3. Wiederholen Sie Ihre Affirmationen nun entweder in Ihren Gedanken oder sprechen Sie diese laut aus.

Reiki „Femme"

SCHWANGERSCHAFT

Die Reiki-Anwendung ist eine sehr sanfte und nicht invasive Methode mit fließenden Handbewegungen, weshalb sich die Durchführung während der Schwangerschaft hervorragend eignet. Die Behandlung dient dazu, die Lebenskraft auf die werdende Mutter zu übertragen und sie dabei zu unterstützen, ein mögliches Ungleichgewicht ihres Körpers sowie ihres Geistes wieder herzustellen. Dadurch, dass Reiki sowohl auf körperlicher als auch auf seelischer Ebene wirkt, fördert es die Selbstheilungskräfte der Mutter, löst ihre energetischen Blockaden und verhilft ihr zu mehr Ausgeglichenheit und Harmonie. Außerdem kann Reiki bei einer Vielzahl von Schwangerschaftsbeschwerden Linderung oder Heilung verschaffen, die Entwicklung des Kindes fördern und dazu beitragen, dass die Geburt ohne Komplikationen verläuft.

Dabei bringt Reiki nicht nur für die werdende Mutter, sondern auch für das Baby zahlreiche Vorteile mit sich. Denn dadurch, dass die Mutter ihre Hände immer wieder auf ihren schwangeren Bauch legt und ihr Kind mit viel Liebe und Reiki versorgt, reagiert das Baby zunehmend sanfter und harmonischer, sobald die Reiki-Energie frei fließt.

Auch nach der Entbindung unterstützt das energetische Heilen die Mutter bei der Verarbeitung der Geburtserlebnisse sowie bei der Bindung zu ihrem Neugeborenen. Für das frisch gebackene Baby und auch für heranwachsende Kinder ist Reiki zudem ein wertvolles Instrument, um Liebe, Ruhe sowie innere Akzeptanz zu erlernen. Grundsätzlich können schwangere Frauen alle Reiki-Heiltechniken, die dieses Buch bietet, durchführen. Voraussetzung dafür ist natürlich, dass sie die Stellungen und Positionen schmerzfrei ausüben können und dass sie sich währenddessen wohlfühlen.

Eine weitere schöne Handstellung, die sich für schwangere Frauen anbietet, ist die Gebärmutterposition (Partnertechnik), die im Nachfolgenden erläutert wird. Bei dieser Handstellung wird die Reiki-Energie zur Gebärmutter, dem Steißbein, dem Kreuzbein, dem Brustbein sowie den Lendenwirbeln der werdenden Mutter geleitet.

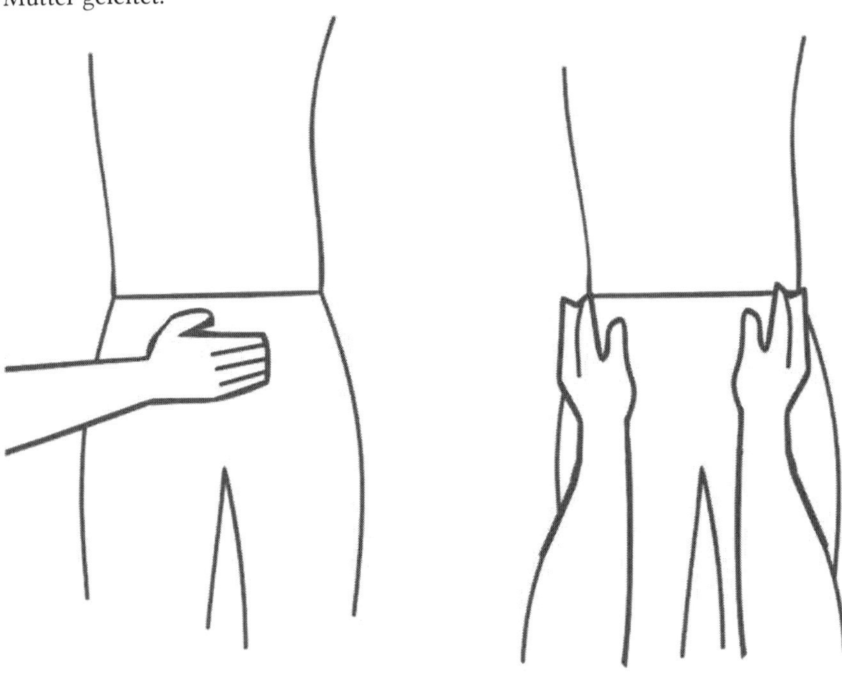

1. Legen Sie sich zu Beginn bequem in Rückenlage hin.

2. Ihr Heilungspartner stellt sich zunächst einmal seitlich neben Ihnen auf.

3. Danach platziert er seine Hand ganz behutsam im Bereich Ihrer Gebärmutter, wobei seine Hand horizontal zu Ihrer Brust aufliegt.

4. Im Anschluss stellt sich Ihr Heilungspartner vor Ihren Füßen auf und positioniert beide seiner Hände vorsichtig jeweils an der Seite Ihrer Gebärmutter, wobei seine Fingerspitzen dieses Mal zu Ihnen zeigen.

FRAUENLEIDEN

Menstruationsbeschwerden

Viele Frauen können die ersten Anzeichen von Menstruationsbeschwerden bereits einige Tage vorher spüren. Krämpfe im Unterleib, das Gefühl, aufgedunsen zu sein, und Stimmungsschwankungen – manchmal sind die Begleiterscheinungen der Regelblutung kaum aushaltbar. Obgleich die Symptome von Menstruationsbeschwerden dabei vielfältig und von Frau zu Frau individuell verschieden sind, hat bereits fast jede Frau schon einmal mit den Beschwerden der Monatsblutung zu kämpfen gehabt.

Aus der Sicht der Traditionellen Chinesischen Medizin (kurz TCM) ist es jedoch durchaus möglich, monatliche Menstruationsbeschwerden erfolgreich und nachhaltig zu lindern oder bestenfalls zu beseitigen. Laut TCM verrät die Monatsblutung einer Frau so einiges über ihren energetischen Zustand, über ihr Qi, ihr Verhältnis zwischen Yin und Yang sowie über ihr Blut. Dem Verständnis der TCM zufolge deuten verschiedene Beschwerden dabei auf mehrere Ungleichgewichte im Körper einer Frau hin.

Weiterhin sei die **Leber** das Organ, das **aus energetischer Perspektive mit der Menstruation am engsten verbunden** ist. Kann die Leberenergie nicht ungehindert fließen, kommt es schnell zu einer (Leber–Qi–) Stagnation, die sich sowohl auf physischer als auch auf psychisch-emotionaler Ebene äußern kann. So leiden Frauen oftmals unter angeschwollenen Brüsten, Übelkeit, Kopf- und Bauchschmerzen, Ängstlichkeit, Reizbarkeit, Nervosität, Stimmungsschwankungen oder depressiven Verstimmungen.

Auf körperlicher Ebene kann sich viel Bewegung, guter Sex sowie die Aussprache von störenden Gefühlen positiv auf die gestaute Leberenergie auswirken. Auf kulinarischer Ebene sind Pfefferminztee, Stangensellerie sowie alkoholfreier Prosecco empfehlenswert. Auch ein natürlicher Balsam-Fenchel-Tee bringt laut Hildegard von Bingen Ruhe und Entspannung zurück. Daneben kann sich natürlich auch eine Reiki-Behandlung effektiv auf die Lösung einer Leber–Qi–Stagnation auswirken.

Durchführung der Reiki-Partnerbehandlung:

Legen Sie sich zunächst bequem in Rückenlage hin. Nun stellt sich Ihr Heilungspartner seitlich neben Ihnen auf und beginnt mit der Reiki-Heilung. Im Zuge dessen arbeitet er sich nicht von oben nach unten, sondern von unten nach oben hoch, um die Schwingungen in Ihren Chakren anzuheben.

Beginnend in Ihrer Leistengegend, leitet Ihr Heilungspartner die Reiki-Energie einerseits zu Ihrem Wurzelchakra und andererseits zu Ihrer Leistengegend, dem Becken, den Beckenorganen, den Geschlechtsorganen, den unteren Eingeweiden sowie Ihren Oberschenkeln. Während Sie also bequem auf dem Rücken liegen, steht oder sitzt Ihr Heilungspartner seitlich von Ihnen und legt seine beiden Hände direkt in die Falte, in der Ihre Hüfte und Ihr Rumpf aufeinandertreffen. Dabei strecken seine Hände nach außen und verlaufen senkrecht zu den Außenseiten Ihrer Oberschenkel. Außerdem sollte sich seine Handposition sowohl für Sie als auch für ihn angenehm anfühlen.

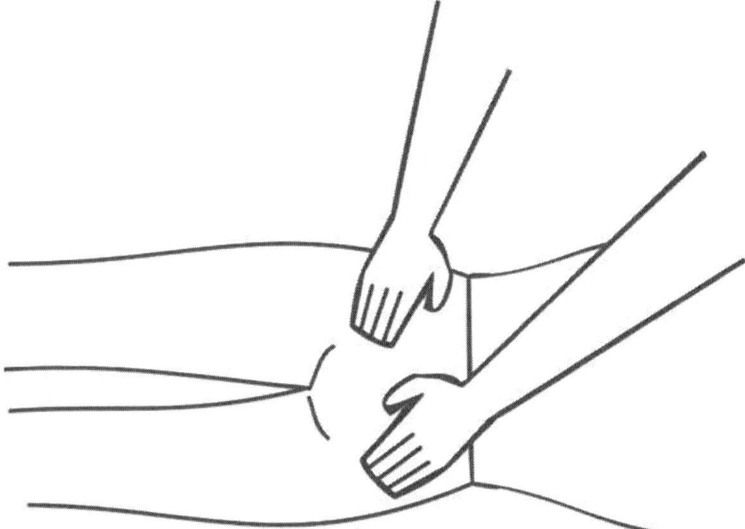

Anschließend leitet Ihr Heilungspartner die Reiki-Energie sowohl auf Ihr Hara als auch in Ihre Sexualorgane, die oberen Eingeweide sowie Ihre mittleren Bauchorgane weiter. Dafür legt er die Seite seines Daumens direkt unterhalb Ihres Bauchnabels ab und streckt seine Handfläche zu einer Seite aus. Nun legt er den Handballen seiner anderen Hand so auf Ihrem Körper auf, dass die Daumenseite der zweiten Hand den Zeigefinger der ersten sanft berührt. Außerdem spreizt er seine Fingerspitzen zu Ihrer Seite ab.

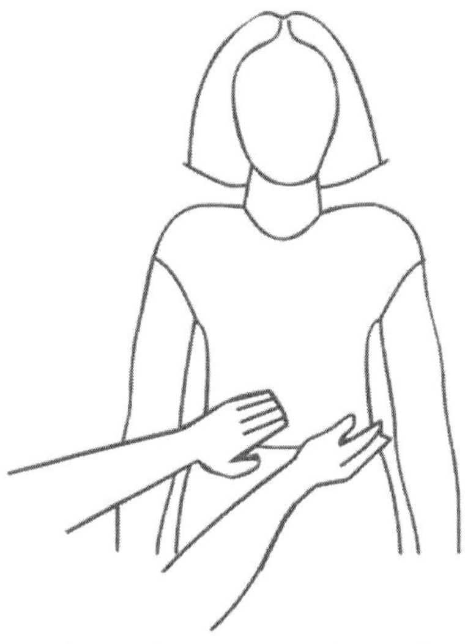

Hieran anknüpfend lenkt Ihr Heilungspartner die Reiki-Energie auf Ihr Sakralchakra, die Unterseite Ihres Brustkorbs, die untere Brustkorbregion, die Bauchorgane sowie die Geschlechtsorgane. Im Zuge dessen legt er die Spitze eines Mittelfingers auf Ihrem Bauchnabel ab. Gleichzeitig streckt er seine Hand im rechten Winkel zu Ihrem Brustkorb aus und legt dabei seinen Handballen leicht an Ihrer Seite auf. Anschließend positioniert Ihr Partner den Handballen seiner anderen Hand auf der Fingerspitze seines bereits aufgelegten Mittelfingers, wofür er seine Finger nach vorne ausstreckt, um diese auf Ihrer anderen Körperseite ablegen zu können.

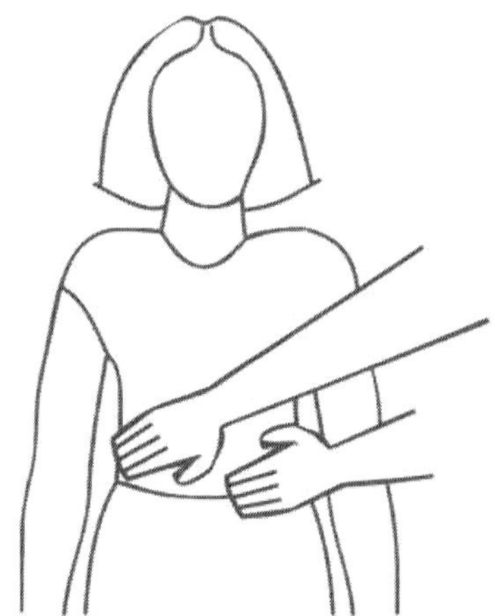

Vom Bauchnabel ausgehend lenkt Ihr Heilungspartner die Reiki-Energie einerseits auf Ihr Herzchakra und andererseits auf Ihr Herz, den oberen Brustbereich, den oberen Brustkorb, das Brustbein sowie die Lunge. Während Sie also immer noch bequem in Rückenlage liegen, steht oder sitzt Ihr Partner an Ihrem Kopf. Nun bringt er den Handballen einer Handfläche behutsam in die Mitte Ihrer Brust und entlang Ihres Brustbeins, wobei seine Fingerspitzen etwas über Ihre Brust hinausragen. Danach positioniert er den Handballen seiner anderen Handfläche auf Ihrem Schlüsselbein. Seine Finger sind dabei nach unten gerichtet und seine Hände überlappen sich.

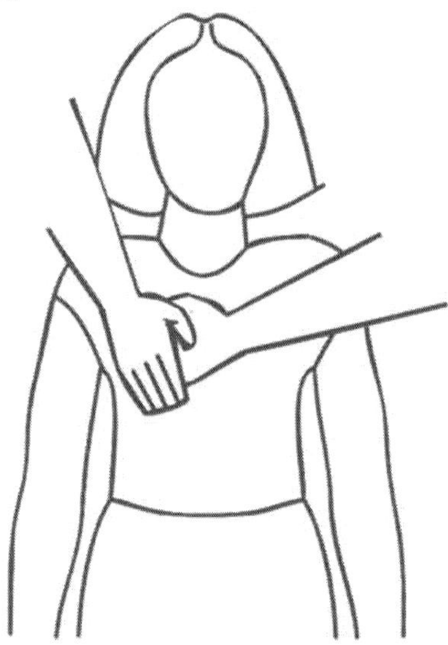

Ihr Heilungspartner, der immer noch an Ihrem Kopf steht, leitet die Reiki-Energie im nächsten Schritt nun zunächst zu Ihrer Kehle und anschließend zu Ihrem Hinterkopf, Ihren Ohren sowie behutsam zu Ihren Augen.

Beginnend bei Ihrer Kehle, leitet Ihr Partner die Reiki-Energie nun also zu Ihrem Halschakra sowie zu Ihrem oberen Brustbereich, den Halswirbeln, der Schilddrüse, der Nebenschilddrüse, den Schlüsselbeinen, den Schultern sowie den Armen weiter. Hierfür legt er die Seiten seiner Daumen direkt unterhalb von Ihren Kieferknochen ab, während die Seiten seiner kleinen Finger auf Ihren Schlüsselbeinen aufliegen. Seine Hände berühren dabei die gesamte Region um Ihre Kehle vorsichtig.

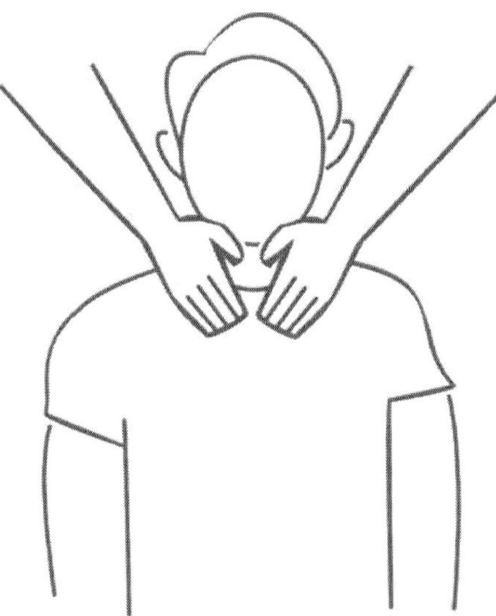

Im Anschluss lenkt Ihr Heilungspartner die Reiki-Energie weiter zu Ihrem Kronen- und Stirnchakra sowie zu Ihrem Gehirn, der Zirbeldrüse, Ihrem Schädel und den oberen Halswirbeln. Dafür legt Ihr Partner seine Fingerspitzen aneinander und stützt das Gesamtgewicht Ihres Kopfes mit seinen Händen. Im Zuge dessen legt er sowohl seine Fingerspitzen sanft auf Ihrem Hinterhauptkamm als auch seine Handballen auf der Oberseite Ihres Schädels ab, sobald sich dieser zu wölben beginnt.

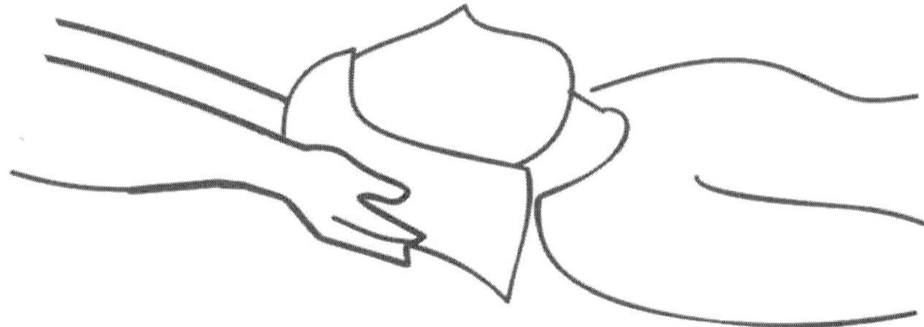

Im Folgenden leitet Ihr Heilungspartner die Reiki-Energie weiter zu Ihren Ohren, dem Mund, den Zähnen, dem Kiefer sowie den Wangen. Hierfür legt er seine kleinen Finger ganz behutsam hinter Ihren Ohren ab. Währenddessen berühren die Ballen seiner Handflächen sanft Ihre Schläfen und seine Fingerspitzen die Seiten Ihres Kiefers.

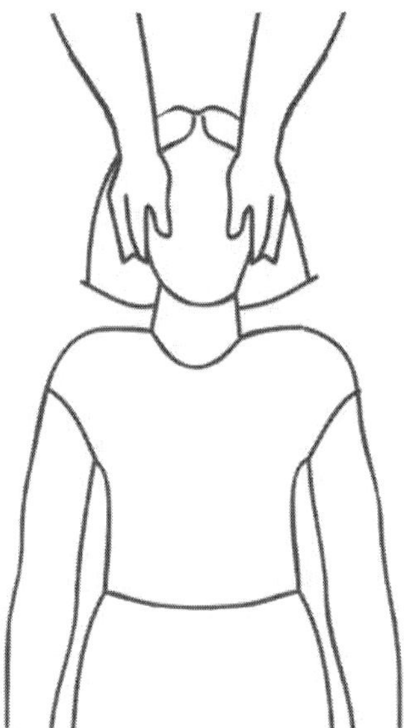

Anschließend leitet er die Reiki-Energie zu Ihren Augen, Ihrem Kopf sowie Ihren Nebenhöhlen weiter, in dem er die Basis seiner Handflächen vorsichtig direkt über Ihren Augenbrauen ablegt. Seine Fingerspitzen liegen dabei leicht auf Ihren Wangenknochen auf.

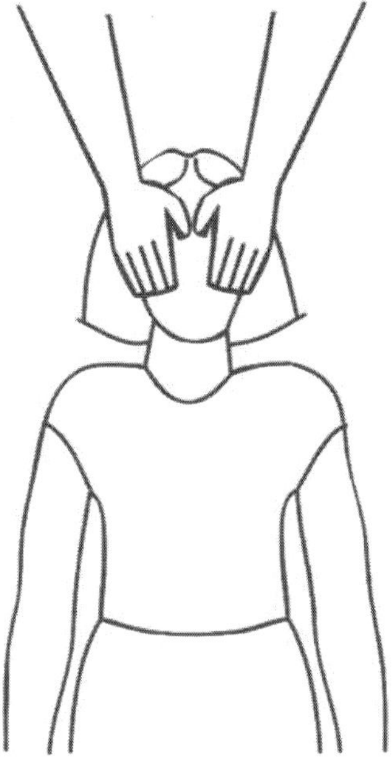

Sollten Sie im Kontext Ihrer Menstruationsbeschwerden unter Rückenschmerzen leiden, können Sie zusätzlich noch weitere Handpositionen ausprobieren. Rollen Sie sich dafür auf Ihren Bauch und lassen Sie die Energie zunächst in die Oberseite Ihrer Beine und anschließend erst in Ihren unteren Rücken und dann in Ihren mittleren Rücken fließen. Damit Ihr Partner die Reiki-Energie zu Ihrem Wurzelchakra, den Kniesehnen, dem Steißbein sowie dem Rektum leiten kann, legen Sie sich erst einmal bequem in Bauchlage hin. Ihr Heilungspartner stellt oder setzt sich dabei seitlich auf der Höhe Ihres Gesäßes hin und legt beide Hände entlang der Falte ab, in der Ihre Kniesehne und Ihr Gesäß aufeinandertreffen. Seine Hände verlaufen im Zuge dessen senkrecht zu Ihrer Wirbelsäule. Außerdem berührt die Basis seiner linken Handfläche Ihren rechten Oberschenkel und die Fingerspitzen seiner rechten Hand liegen auf der Innenseite Ihres rechten Oberschenkels auf.

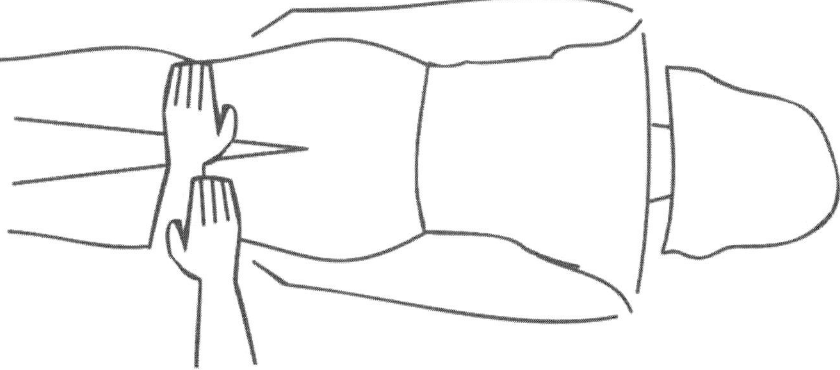

Daran anknüpfend leitet Ihr Heilungspartner die Reiki-Energie in Ihre Lendengegend, zu den Hüften, dem Becken sowie den Geschlechtsorganen weiter. Dafür stellt oder setzt er sich zunächst in Höhe Ihres Beckens und positioniert die Spitze eines Mittelfingers entlang Ihrer Lendenwirbelsäule. Im Zuge dessen verläuft die Unterseite seiner Hand senkrecht zu Ihrem Gesäß.

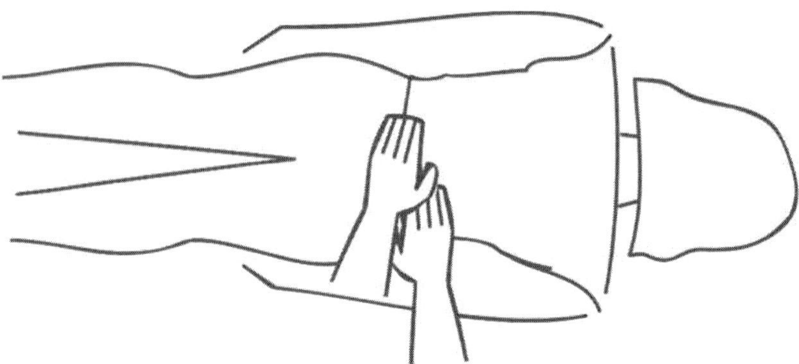

Im letzten Schritt leitet Ihr Heilungspartner die Reiki-Energie in Ihren mittleren Rückenbereich, den mittleren Teil Ihres Brustkorbes, Ihre Brustwirbelsäule, die Lunge sowie das Herz weiter. Hierfür stellt oder setzt er sich erst einmal auf Höhe Ihres mittleren Brustkorbes hin und legt die Spitze eines Mittelfingers entlang eines Ihrer Brustwirbel ab. Anschließend streckt er seine Hand im rechten Winkel zu Ihrer Wirbelsäule aus und legt seine Handballen leicht auf Ihrem Brustkorb ab. Nun positioniert er den Handballen seiner anderen Hand oberhalb seiner mittleren Fingerspitze der bereits abgelegten Hand, wobei er seine Finger senkrecht zu Ihrer Wirbelsäule ausstreckt und die Spitzen seiner Finger somit auf Ihrem Brustkorb aufliegen.

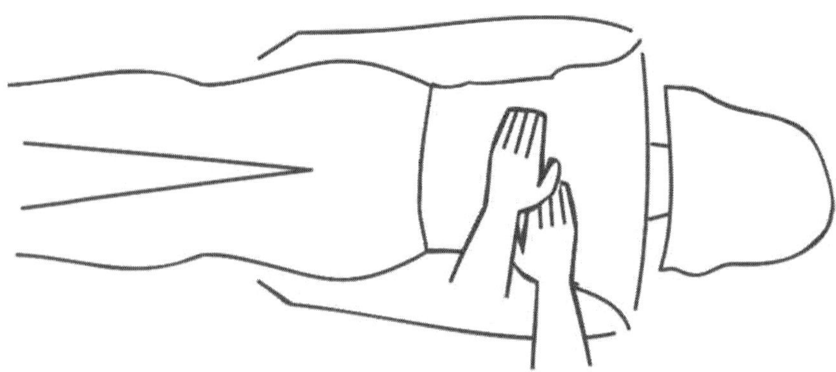

LIBIDO

Tag für Tag bilden sich, aufgrund von externen Impulsen, neue Emotionen. Die Summe aller Emotionen, die sich dabei während unseres gesamten Lebens angesammelt haben, lagern sich in unserem Körper ein. Kommt es zu einem Überfluss an negativer emotionaler Energie, kann diese im Laufe der Zeit Krankheiten, Dysfunktionen oder psychische Probleme hervorrufen, unsere lebensspendende Energie angreifen oder auch zum Schwund der Sexualenergie und damit zum Verlust der Libido führen. Reiki kann dabei helfen, die Teile unseres Selbst, die sich unzugänglich, leer, trüb und verletzend anfühlen, zu heilen und die Verbindung zu unserer eigenen Sinnlichkeit sowie zu unserer göttlichen Weiblichkeit wiederherzustellen. Die beiden nachfolgenden Übungen eignen sich hervorragend dazu, eine gesunde Libido zu entwickeln und wieder Freude an Sexualität zu verspüren.

Unterleib

Durch diese Handstellung wird die Reiki-Energie sowohl auf das Sakralchakra als auch auf die Sexualorgane, die Reproduktionsorgane, die unteren Bauchorgane sowie die oberen Eingeweide gelenkt.

Grundsätzlich symbolisiert das **Sakralchakra**, das auch als **Sexualchakra** bezeichnet wird und sich im Unterbauch unterhalb des Bauchnabels befindet, unsere **Lebenspassion**, den **Fluss der Lebensenergie** sowie unser **Verhältnis zur Lebensfreude**. Weiterhin ist das Sakralchakra der **Kanal unserer kreativen Lebensenergie**. Außerdem beschäftigt es sich mit dem **sinnlichen Erleben unseres Lebens** und **verarbeitet** sowohl unsere emotionalen als auch unsere sinnlichen sowie sexuellen **Erfahrungen**. Aus diesem Grund können Blockaden im Sakralchakra entweder aufgrund einer Überforderung von intensiven Erlebnissen oder aber durch ein Fehlen dieser Erfahrungen entstehen. Des Weiteren können auch wenig bzw. fehlende körperliche Nähe, ein folgenschweres Trauma, überwältigende emotionale Ereignisse oder die Unterdrückung der eigenen Sexualität zu Störungen im Sakralchakra führen. Jene Störungen äußern sich in der Folge in Form von chronischer Müdigkeit, Lustlosigkeit, fehlender Motivation, dem Verlust der Libido sowie der Lebensfreude, Erkrankungen der Gebärmutter sowie der Eierstöcke, Intimitätsproblemen sowie der Angst, mit der Umwelt zu interagieren.

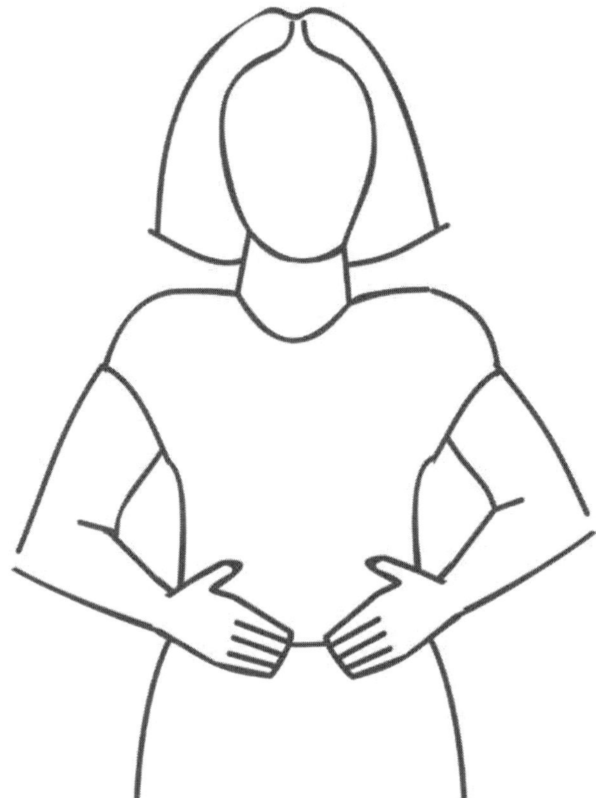

1. Für die folgende Übung (Selbstbehandlung) legen Sie beide Hände seitlich auf Ihrem Bauch ab, wobei Sie die Spitzen Ihrer Mittelfinger leicht auf Ihrem Bauchnabel platzieren.

2. Lassen Sie Ihre Hände für einen Moment lang aufliegen und strecken Sie Ihre schalenförmigen Hände anschließend zu Ihrer linken sowie rechten Körperseite aus. Dabei sollten sich die Seiten Ihrer Hände parallel zum Boden befinden.

Das Sakralchakra – Partnerheiltechnik

Bei dieser Partnerheiltechnik wird die Reiki-Energie zunächst zum Sakralchakra und von dort aus zu allen Regionen im Körper, die vom Sakralchakra beeinflusst werden, weitergeleitet. Hierzu zählen etwa die Sexualorgane, die Bauchorgane sowie die Lendenwirbelsäule.

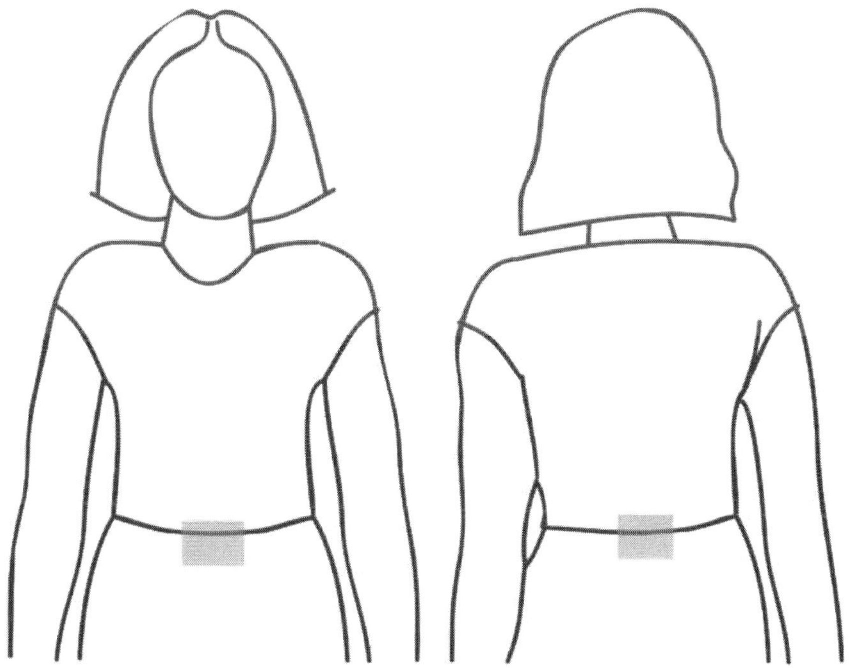

1. Legen Sie sich zunächst bequem in Rückenlage hin.

2. Ihr Heilungspartner stellt sich aufrecht neben Ihnen auf.

3. Nun legt er seine Hand entlang der Vorderseite Ihres Körpers ab. Dabei verläuft die Daumenseite seiner Hand direkt unterhalb Ihres Bauchnabels und seine Hand zeigt parallel zum Boden.

4. Anschließend positioniert er seine andere Hand in derselben Position auf der Rückseite Ihres Körpers.

FERTILITÄT

Unter dem Terminus **Fertilität** bzw. **Fruchtbarkeit** wird die **Fähigkeit verstanden, Nachkommen zu zeugen**. Grundsätzlich **beginnt** die Fertilität sowohl bei Frauen als auch bei Männern **mit der Pubertät**. Während die Fruchtbarkeit **bei Frauen in den Wechseljahren endet, nimmt diese bei Männern im Laufe ihres Lebens ab**. Da sich viele Paare ein gemeinsames Kind wünschen, um ihr Familienglück zu vervollständigen, ist es ratsam, mit dem Kinderwunsch nicht allzu lange zu warten.

Die Verwirklichung des Kinderwunsches mag für die meisten Menschen kein Problem sein, doch leider klappt die erfolgreiche Befruchtung nicht bei allen Pärchen immer auf Anhieb. Heutzutage leiden viele Menschen, beispielsweise aufgrund eines ungesunden Lebensstils oder wegen Umweltfaktoren, unter Fruchtbarkeitsproblemen, weshalb es neben natürlichen Schwangerschaften auch Schwangerschaftshilfen, wie etwa die künstliche Befruchtung, gibt. Das Wundervolle an Reiki ist nun, dass es bei beiden Methoden unterstützend wirken kann.

Reiki löst negative Energien und Anspannungen auf, die sich negativ auf den Kinderwunsch auswirken können, aber nicht immer ausbleiben, wenn es nicht so klappt, wie die Partner es sich vielleicht erhofft haben. Dadurch, dass Reiki zukünftigen Eltern hilft, Stress und Aufregung abzubauen, sich zu entspannen und tief durchzuatmen, trägt die Methode der Energieübertragung positiv zur Steigerung der Fruchtbarkeit der beiden bei. Außerdem kann Reiki dabei helfen, eine Verbindung zur Seele des noch ungeborenen Kindes herzustellen bzw. zu vertiefen und ihm somit den Weg in die materielle Welt aufzuzeigen. Bei Kinderwunsch sollte Reiki bei der hormonellen Vorbehandlung zweimal in der Woche, vor dem Einsetzen der befruchteten Eizelle einmal in der Woche und anschließend in einem Rhythmus von zwei Wochen während der Schwangerschaft angewendet werden. Nichtsdestotrotz ist es ratsam, die Reiki-Anwendung, aus Sicherheitsgründen, im Vorfeld mit dem behandelnden Arzt zu besprechen.

Fruchtbarkeit – Partnerheiltechnik

Legen Sie sich zunächst bequem in Rückenlage hin. Ihr Heilungspartner stellt sich seitlich neben Ihnen auf und zeichnet mit seinen Fingern das Cho Ku Rei-Symbol (Symbol 1) über Ihrem Wurzelchakra.

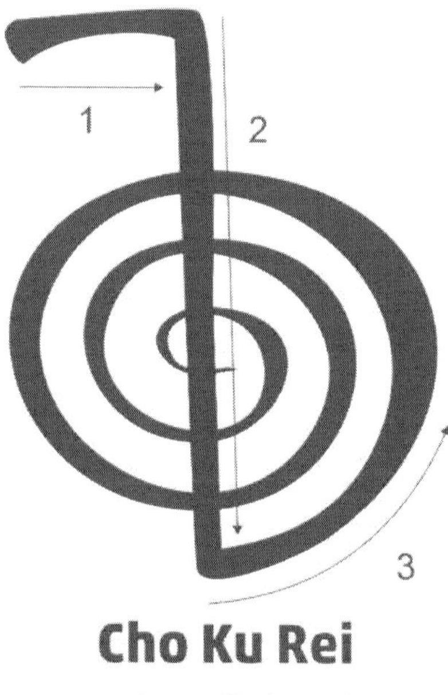

Anschließend klopft er das Symbol dreimal sowohl mit dem Zeige- als auch mit dem Mittelfinger seiner dominanten Hand ein und bringt seine Hände in die Position der Leistenhand. Bei dieser Handstellung leitet Ihr Heilungspartner die Reiki-Energie einerseits zu Ihrem Wurzelchakra und andererseits zu Ihrer Leistengegend, dem Becken, den Beckenorganen, den Geschlechtsorganen, den unteren Eingeweiden sowie den Oberschenkeln.

Während Sie also bequem in Rückenlage liegen, steht oder sitzt Ihr Heilungspartner seitlich von Ihnen und legt seine beiden Hände direkt in die Falte, in der Ihre Hüfte und Ihr Rumpf aufeinandertreffen. Im Zuge dessen streckt er seine Hände, die senkrecht zu den Außenseiten Ihrer Oberschenkel verlaufen, nach außen. Wichtig ist außerdem, dass sich seine Handposition sowohl für Sie als auch für ihn angenehm anfühlt.

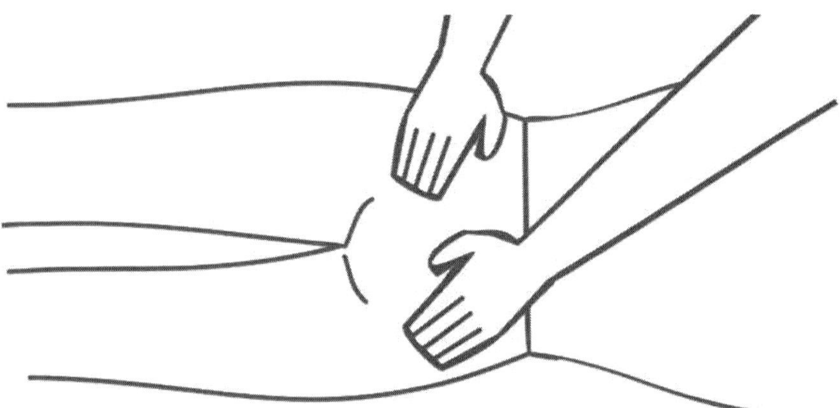

Nun hält Ihr Heilungspartner die Leistenhandposition mit seiner dominanten Hand bei und bewegt seine andere Hand zu Ihrem Hara. Hierfür legt er die Seite seines Daumens direkt unterhalb Ihres Bauchnabels ab und streckt seine Handfläche zu einer Seite aus. Anschließend bringt er auch seine dominante Hand direkt unter Ihren Bauchnabel, sodass sich beide seiner Hände in der Haraposition befinden. Dafür legt er den Handballen seiner anderen Hand so auf Ihrem Körper auf, dass die Daumenseite der zweiten Hand den Zeigefinger seiner ersten Hand liebevoll berührt. Zudem spreizt er seine Fingerspitzen seitlich ab.

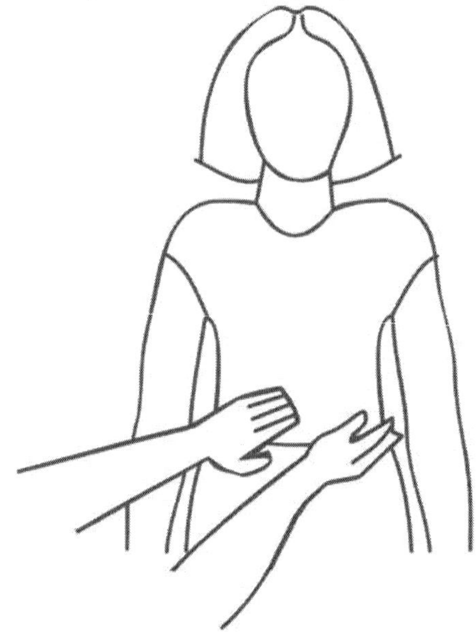

Daran anknüpfend bewegt Ihr Heilungspartner seine nicht dominante Hand in die Nabelhandposition, während seine dominante Hand auf Ihrem Hara verweilt. Dafür legt er die Spitze seines Mittelfingers auf Ihrem Bauchnabel ab und streckt gleichzeitig seine Hand im rechten Winkel zu Ihrem Brustkorb aus, während er seinen Handballen leicht an Ihrer Seite ruhen lässt. Im Anschluss bringt er auch seine dominante Hand auf Ihren Bauchnabel, sodass sich beide seiner Hände in der Nabelposition befinden. Hierfür legt Ihr Partner den Handballen seiner anderen Hand auf der Fingerspitze seines bereits aufgelegten Mittelfingers ab, streckt seine Finger nach vorne aus und legt diese auf Ihrer anderen Körperseite ab.

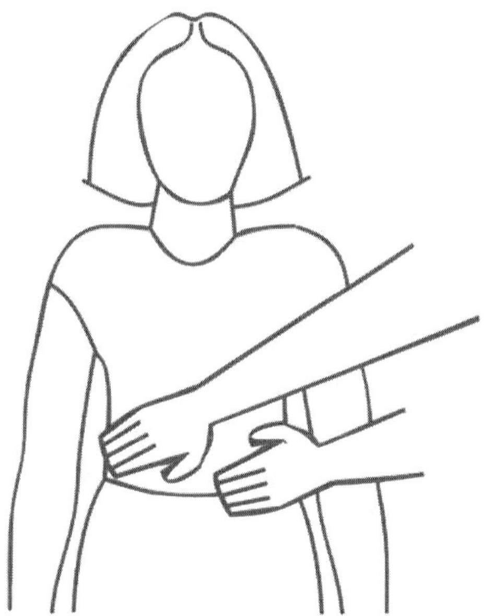

Danach bringt Ihr Heilungspartner seine nicht dominierende Hand in die Solarplexusposition, während seine dominante Hand weiterhin in der Nabelposition ruht. Dafür legt Ihr Partner die Spitze seines Mittelfingers auf Ihrem Schwertfortsatz ab und streckt währenddessen seine Hand senkrecht zu Ihrem Brustbein aus, wobei sein Handballen auf Ihrem Brustkorb behutsam aufliegt. Nun bringt er auch seine nicht dominante Hand in die Solarplexusposition und legt dafür den Handballen dieser Hand auf die Fingerspitzen seiner ersten Hand. Im Zuge dessen streckt er seine nicht dominante Hand parallel aus, damit er seine Finger sanft auf Ihrem Brustkorb ablegen kann.

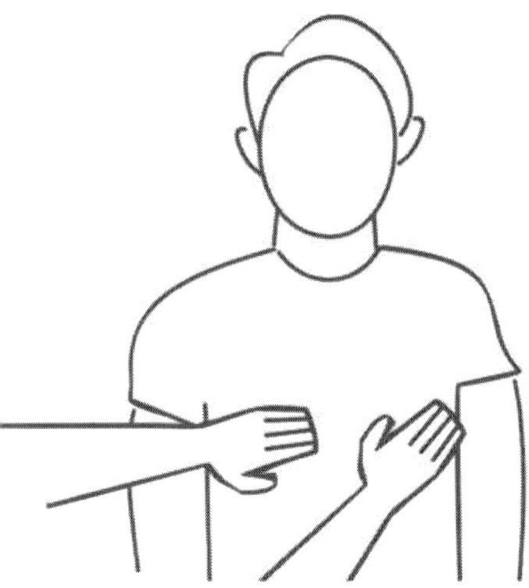

Nachfolgend bewegt Ihr Heilungspartner seine nicht dominante Hand zurück in die Position der Leistenhand, während seine dominante Hand in der Solarplexusposition verweilt. Dafür legt er seine nicht dominante Hand direkt in die Falte, in der Ihre Hüfte und Ihr Rumpf aufeinandertreffen, und streckt seine Hand, die senkrecht zu den Außenseiten Ihrer Oberschenkel verläuft, nach außen. Anschließend bringt er auch seine dominante Hand in die Nabelposition der Leistenhand.

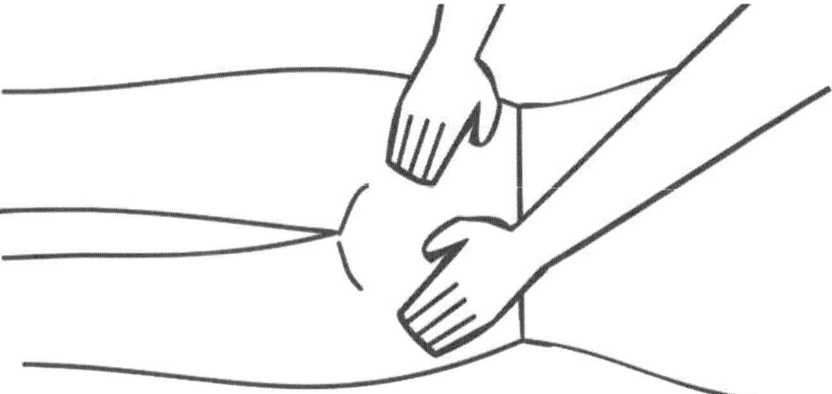

Im letzten Schritt streicht Ihr Heilungspartner mit beiden Händen von Ihrer Leiste zu Ihrem Herzen aufwärts. Dabei sollten Sie beide visualisieren, wie die Reiki-Energie von Ihrer Leiste zu Ihrem Herzen hinaufgezogen wird.

Reiki mit Kindern

MUT AKTIVIEREN

Die Reiki-Anwendung ist nicht nur bei den Erwachsenen sehr beliebt, sondern findet auch bei Kindern immer mehr Anklang. Grundsätzlich nehmen Kinder Reiki sehr gerne an, denn ihr Zugang zur universellen Welt ist wesentlich unbelasteter und freier als der Zugang von uns Erwachsenen. Aus diesem Grund sind Babys und Kleinkinder für die heilsame Reiki-Energie besonders offen und empfänglich. Sie reagieren sehr instinktiv auf die universelle Energie, weil ihr logischer Verstand keinerlei Versuche unternimmt, sich einzumischen. In der Regel ist eine kurze Reiki-Behandlung bei ihnen vollkommen ausreichend, wenn sie aufgedreht sind und wie wild herumzappeln.

Reiki wirkt auf den kindlichen Körper sowie den Geist beruhigend, harmonisierend und ausgleichend. Aus diesem Grund kann die Reiki-Energie nicht nur bei körperlichen Beschwerden helfen, sondern auch beispielsweise schulische Probleme beheben, sich positiv auf seelische Themen auswirken, das Selbstvertrauen stärken und den Mut aktivieren. Durch Reiki können Kinder ihren inneren Ruhepol finden, Entspannung kennenlernen und ihre persönlichen Quellen zum Auftanken neuer Energie erschaffen.

Daneben können auch werdende Mütter ihrem Baby bereits während der Schwangerschaft durch das Auflegen der Hände auf den Bauch die Reiki-Energie zufließen lassen, sodass das Kind von Reiki profitieren kann, bevor es überhaupt geboren wurde.

Mutig sein

Mit dieser Handstellung kann Ihr Kind die Reiki-Energie selbst hinunter zu seinen Füßen leiten, sich dadurch geerdet und ausgeglichen fühlen und seine mutige Seite aktivieren.

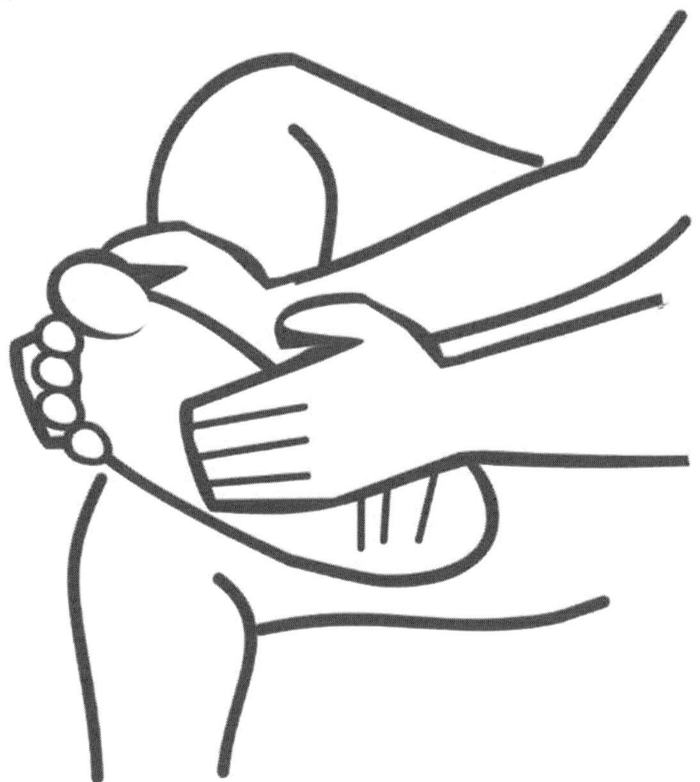

1. Ihr Kind sollte sich zunächst bequem hinsetzen und seinen rechten Fuß über seinem linken Knie ablegen.

2. Nun umfasst es die Unterseite seines rechten Fußes mit seiner linken Hand und die Oberseite seines rechten Fußes mit seiner rechten Hand.

3. Anschließend bringt Ihr Kind seinen linken Fuß auf sein rechtes Knie, umfasst die Unterseite seines linken Fußes mit seiner rechten Hand und die Oberseite seines linken Fußes mit seiner linken Hand.

SELBSTBEWUSSTSEIN

Ein starkes Selbstbewusstsein ist eine der wichtigsten Voraussetzungen dafür, dass Kinder ein erfolgreiches und vor allem glückliches Leben führen können. Kinder, die ein großcs Selbstbewusstsein besitzen, gehen ihren eigenen Weg, da sie sich selbstsicher und selbstbestimmt für ihre eigenen Ziele und Wünsche einsetzen, sich nicht so leicht von anderen Menschen beeinflussen lassen und negativ beeinträchtigenden Versuchungen widerstehen können. Außerdem leben Kinder mit einem ausgeprägten Selbstbewusstsein gesünder, weil sie weniger anfällig für psychosomatische Krankheiten sind, da sie sich selbst respektiert und wertvoll fühlen. Sie sind kreativer, weil sie gern neue Dinge ausprobieren und auch vor großen Herausforderungen nicht zurückschrecken. Sie sind weniger ängstlich, weil sie an sich selbst glauben, mutig sind und ganz genau wissen, dass sie auch Niederlagen meistern können. Sie leben sicherer, da sie bereits über ihre Körpersprache signalisieren, dass sie sich nicht alles gefallen lassen. Sie gehen ihren eigenen Weg, fühlen sich geliebt und zweifeln nicht ständig an sich selbst, weshalb sie auf andere Menschen positiv wirken und dadurch harmonische Beziehungen eingehen können. Selbstbewusstsein ist also ein unglaublich wertvolles Geschenk, das jedes Kind bekommen sollte.

Eine wunderbare und zeitgleich spaßige Möglichkeit, um das Selbstbewusstsein von Kindern zu stärken und ihnen gleichzeitig einen Weg anzubieten, mit dem sie sich austoben können, zur Ruhe finden, ihre Fantasie nutzen und sich gesund halten können, ist das **Kinderyoga**. Anders als beim Yoga für Erwachsene verwandeln sie sich beim Kinderyoga in einen brüllenden Löwen, einen starken Elefanten oder einen wunderschönen Schmetterling. Sie tauchen in der Regel ohne Scheu und Scham in die wilde und bunte Welt der Tiere ein und lernen die einzelnen Körperstellungen, die **Asanas** genannt werden, dabei in einem ganz ursprünglichen Sinn kennen.

Da Kinder die Übungen während der Yogapraxis auf eine spielerische Art und Weise ausführen, rückt der sportliche Aspekt eher in den Hintergrund und Freude und Spaß treten in den Fokus. Nichtsdestotrotz wirken sich die einzelnen Asanas des Kinderyogas auf das Bewegungsbedürfnis und damit auf die körperliche wie auch auf die psychische Gesundheit der Kinder positiv aus. Kinderyoga fördert nicht nur die Flexibilität, stärkt die Muskulatur, trainiert das Gleichgewicht, baut Anspannungen ab und verbessert die Körperwahrnehmung, sondern bringt auch, hervorgerufen durch das Wechselspiel aus harmonisierenden und aktivierenden Übungen, die kindlichen Energien wieder zurück ins Gleichgewicht. Das wiederum stärkt Kinder ungemein, spendet ihnen Mut und verleiht ihnen, wie bereits anfangs erwähnt, eine Menge Selbstvertrauen sowie Selbstbewusstsein. Im Folgenden stelle ich Ihnen nun verschiedene Asanas vor, die Ihr Kind nach kurzer Anleitung Ihrerseits schnell erlernen und für sich umsetzen kann.

Der Anker

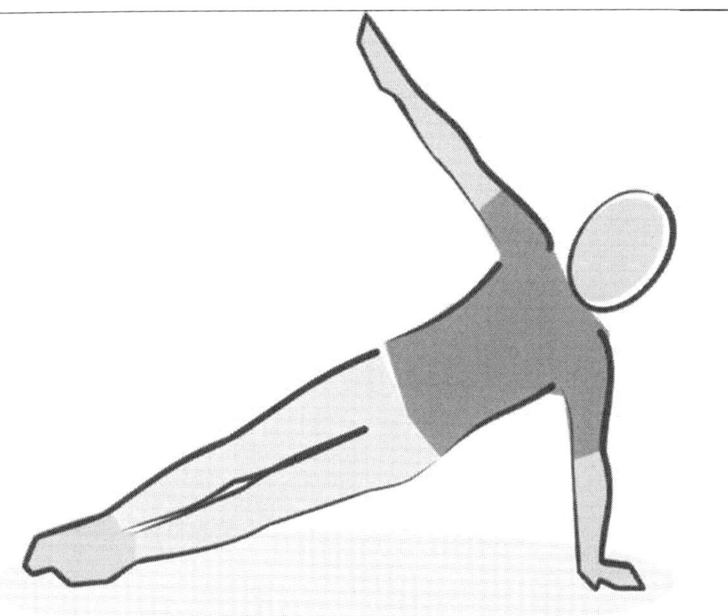

Für das Anker-Asana legt sich Ihr Kind zunächst seitlich auf seine Yogamatte oder eine dicke Decke und stützt sich dabei auf seiner linken Hand sowie auf der Außenkante seines linken Fußes ab. Anschließend hebt es seine Hüfte langsam und kontrolliert nach oben und streckt gleichzeitig seinen rechten Arm senkrecht nach oben. Danach wechselt Ihr Kind die Seite.

Dieses Asana kräftigt nicht nur den gesamten Körper Ihres Kindes, sondern schult gleichzeitig auch sein Gleichgewicht und hilft ihm bei der Überwindung von Ängsten. Außerdem harmonisiert der Anker beide Körperhälften und stärkt sowohl die Entschlossenheit als auch das Durchhaltevermögen sowie das Selbstvertrauen Ihres Kindes in besonderem Maße.

Der Gorilla

Um das Gorilla-Asana auszuführen, stellt sich Ihr Kind auf seine Yogamatte oder eine dicke Decke hüftbreit und aufrecht hin und atmet erst einmal ganz tief durch seine Nase ein und dann durch seinen Mund wieder aus. Während Ihr Kind einatmet, trommelt es, genauso wie ein Gorilla, mit seinen Fäusten ganz leicht und vorsichtig auf seine Brust und schreit dabei ganz laut: „Uaaaah!" Gerne kann Ihr Kind den Schrei ein paar Male wiederholen und anschließend in einen aufrechten Stand zurückkehren. Auf der einen Seite stärkt dieses Asana das Immunsystem Ihres Kindes, andererseits beruhigt sowie befreit es seine Atmung. Außerdem trägt das Gorilla-Asana dazu bei, dass Ihr Kind mutiger sowie entschlossener wird und an Selbstvertrauen dazugewinnt.

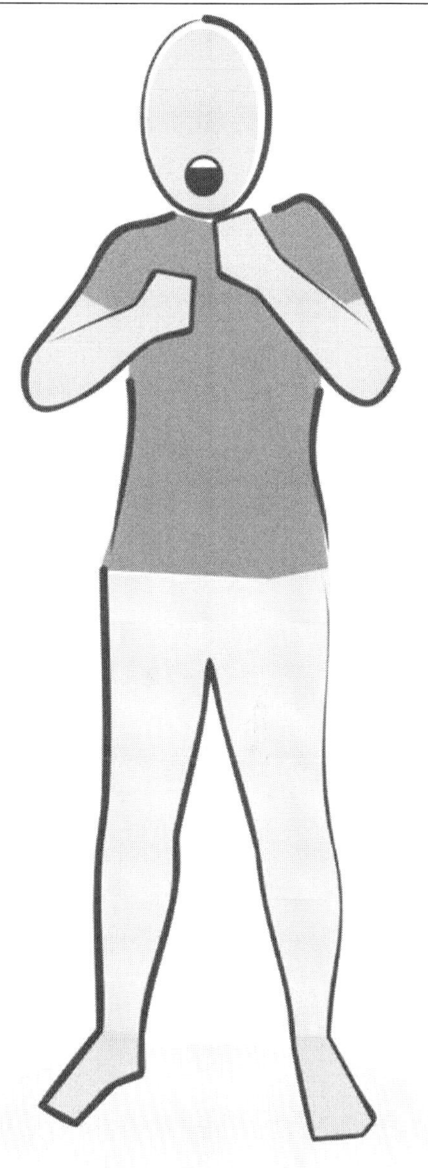

Der Löwe

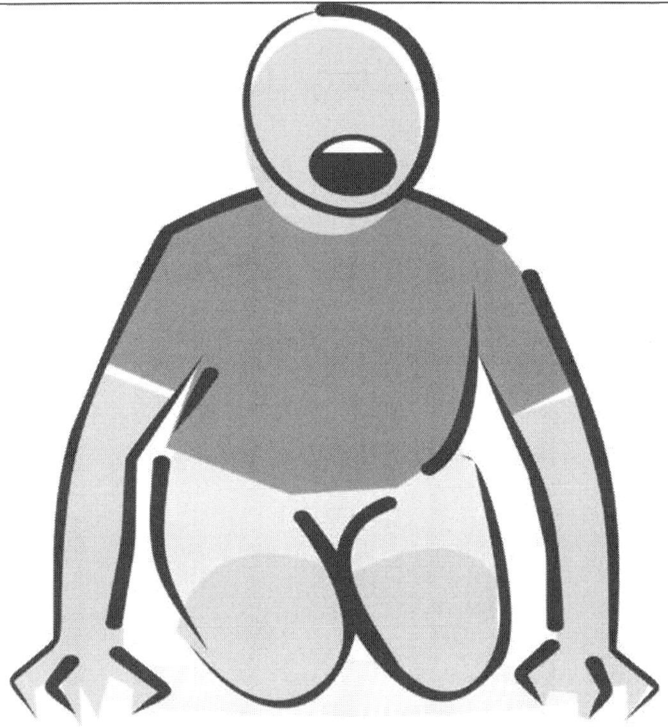

Für das Löwen-Asana kniet sich Ihr Kind zunächst auf seine Yogamatte oder eine dicke Decke und begibt sich währenddessen in den Fersensitz. Dabei berühren seine Hände die Matte bzw. die Decke vor ihm. Außerdem macht Ihr Kind seinen Rücken so lang, wie es ihm möglich ist. Im Zuge der nächsten Einatmung hebt es dann seine Brust und legt zeitgleich seinen Kopf in den Nacken, um zur Decke zu schauen. Bei der nächsten Ausatmung beugt sich Ihr Kind nun langsam nach vorne und brüllt, genauso wie ein starker Löwe, so lange wie möglich ein lautes „Raaawr!". Gerne kann Ihr Kind das Brüllen einige Male wiederholen und zum Schluss in einen aufrechten Stand zurückkehren. Auf körperlicher Ebene löst dieses Asana An- und Verspannungen im gesamten Körper und beruhigt sowie befreit die Atmung Ihres Kindes. Auf emotionaler Ebene befreit das Löwen-Asana sowohl von emotionalem als auch von mentalem Ballast.

AUSGEGLICHENHEIT

In unserer heutigen, schnelllebigen und reizüberfluteten Gesellschaft, in der jede Woche in unserem Kalender von morgens bis abends durchgeplant ist, verwundert es nur wenig, dass Kinder immer unruhiger, zappeliger und unausgeglichener werden und scheinbar verlernt haben, zur Ruhe zu kommen. Jeden Tag entdecken Kinder neue Dinge, wodurch sie einerseits zwar viel lernen, was andererseits jedoch auch zu einer großen Menge Stress und Ängsten führen kann. Dabei kann vor allem das übermäßige Angebot digitaler Medien Kinder besonders schnell überfordern und zudem den Geist durch gezielte angstschürende Nachrichten negativ beeinflussen. Meditationen, Traumreisen und Fantasiereisen sind besonders schöne Methoden, mit denen Kinder wieder zu mehr Ruhe und Ausgeglichenheit finden können. Kurze meditative Pausen helfen ihnen dabei, sich zu entspannen, jegliche Anspannung loszulassen und Stress abzubauen, sodass die Lebensenergie ungehindert durch ihre Meridiane fließen kann. Grundsätzlich sollten Fantasiereisen immer langsam und mit einer ruhigen Stimme vorgelesen werden. Außerdem sollten Sie beim Vorlesen ausreichend Pausen einhalten, um Ihrem Kind die Möglichkeit zu geben, sich vollkommen zu entspannen und die Geschichte vor dem inneren Auge visualisieren zu können. Wenn Sie möchten, können Sie die Reise auch mit Instrumenten oder sanften Klängen und Tönen begleiten. Farbige Tücher und angenehm duftende Kerzen können das Erlebnis ebenfalls noch erhöhen.

Fantasiereise: Das Segelboot

Bei dieser Übung legt sich Ihr Kind bequem auf seine Yogamatte und schließt seine Augen und atmet ganz tief ein und wieder aus, während Sie ihm die Traumreise vom Segelboot vorlesen. Die Dinge, die Ihr Kind dabei hört, stellt es sich einfach vor seinem inneren Auge vor und lässt dabei seiner Fantasie freien Lauf. Die Fragen, die in der Traumreise aufgeworfen werden, dienen dabei als Denkanstöße zur bildlichen Vorstellung und bedürfen keinerlei Antworten. Am Ende der Traumreise holt Ihr Kind seine Gedanken langsam wieder zurück in die Wirklichkeit.

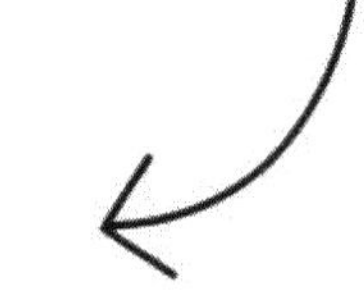

https://bit.ly/3DbEMJo

„Schließe deine Augen und stelle dir vor, du würdest an einem Hafen stehen. Du siehst viele Boote in verschiedenen Größen und Farben, die am Hafen anliegen. Sie alle schwanken ganz ruhig im Einklang mit dem Wasser und ihre Maste erzeugen wunderschöne Klänge im Wind. Es klingt beinahe, als würden sie eine Melodie voller Geheimnisse spielen. Am Himmel über dir fliegen zwei Möwenfamilien und der Duft von salzigem Meerwasser liegt in der Luft. Die Sonne kitzelt auf deiner Nase. Kannst du sie spüren? Du machst dich auf den Weg und wanderst am Hafen entlang, an dem du viele Schiffe siehst. Nach einigen Minuten betrittst du einen Steg, an dessen Ende ein kleines grünes Segelboot mit weißen Segeln liegt. Kannst du es sehen? Nun kletterst du in das Segelboot hinein und löst das Tau vom Steg. Auf einmal beginnt das Boot, auf den Wellen hin- und herzuschaukeln. Der nächste Windstoß erfasst die Segel und du nimmst langsam Fahrt auf. Du blickst in die unendliche Weite des Meeres und atmest dabei ganz tief ein. Kannst du die frische Luft spüren? Der Wind auf dem Meer wird immer stärker und pustet dich weiter und weiter ins Unbekannte hinaus. Du hast den Hafen hinter dir gelassen und fühlst dich unglaublich frei und entspannt. Nach wenigen Minuten gelangst du an eine Küste, an der du viele kleine Häuser siehst, vor denen winkende Menschen stehen. Sie grüßen dich freundlich und wünschen dir eine gute Fahrt. Du bedankst dich bei ihnen und winkst zurück. Welche Gefühle empfindest du dabei? Fühlst du dich eventuell geliebt und geborgen? Denn genauso sollte es sein. Der Wind tanzt um dein Gesicht und spielt ganz angenehm mit deinen Haaren, während du immer weiter an der Küste entlangsegelst. In der Ferne siehst du einen Hang mit einer Wiese, auf der viele weiße Schafe grasen. Als du an ihnen vorbeifährst, heben sie ihre Köpfe. Du winkst zu ihnen rüber, woraufhin sie ihr weiches Fell schütteln. Du fragst dich, wie sich das flauschige Fell wohl auf deiner Haut anfühlen würde – bestimmt ganz warm und weich, denkst du dir. Am Horizont geht langsam die Sonne unter und es wird Zeit, wieder zum Hafen zurückzukehren. Also wendest du dein Boot und lässt dich vom Winde wieder Richtung Hafen lenken. Du weißt, dass du ihm vertrauen kannst, weil er deinen Weg kennt. Auf einmal bemerkst du, wie du von dem Schaukeln des Bootes und dem Salz in der Luft ganz müde wirst. Du gähnst, streckst und räkelst dich einige Male und siehst nun den Hafen vor dir. Der Wind leitet dich zwischen den anderen Booten im Hafen hindurch. Einige Meter vor dir erkennst du den Steg, an dem du dein Boot nun wieder anlegst und festbindest. Anschließend steigst du aus. Wie fühlst du dich in diesem Moment? Fühlst du dich ruhig und trotzdem ganz stark? Du drehst dich noch einmal um, blickst noch einmal zum grünen Boot, winkst ihm zu und gehst dann über den Steg wieder an Land. ‚Was für ein grandioser Tag', denkst du dir, atmest tief ein und wieder aus und genießt das Gefühl totaler Ruhe und vollkommener Entspannung in dir. Spüre noch einen Moment lang nach, atme noch einmal ganz tief ein und wieder aus, öffne dann langsam deine Augen und komme in deine Welt zurück."

SCHLAF & ERHOLUNG

Reiki gleicht überaktive Energien aus und lindert die Sorgen und Ängste des vergangenen Tages, wodurch es Kinder bei ihrer Reise ins Land der Träume auf eine wundervolle Art und Weise unterstützen kann. Um Ihr Kind sanft in den Schlaf zu begleiten und ihm eine erholsame Nachtruhe zu ermöglichen, können Sie entweder eine der Handpositionen aus den vorangegangenen Kapiteln anwenden oder eine bzw. zwei der Handpositionen auswählen, die im Folgenden beschrieben werden. In jedem Fall wird sich die Wirkung der Reiki-Behandlung schnell bemerkbar machen.

Durchführung:

Bringen Sie Ihr Kind ins Bett und bitten Sie es zunächst, seine Augen zu schließen. Nun glätten Sie die Aura Ihres Kindes dreimal. Streichen Sie dafür mit Ihren beiden Händen über den gesamten Körper Ihres Kindes. Beginnen Sie dabei an der Oberseite des Kopfes und enden Sie unten an den Füßen. Anschließend führen Sie eine oder zwei der nachfolgenden Handstellungen durch:

1. Legen Sie eine Hand auf das vordere Solarplexuschakra Ihres Kindes, das sich im Oberbauch oberhalb des Bauchnabels befindet, und die andere Hand auf seine Stirn. Mit dieser Handstellung bringen Sie die Gefühle Ihres Kindes wieder zurück ins Gleichgewicht, lösen durch die Berührung mögliche Ängste auf und tragen zur Harmonisierung seiner Energien bei.

2. Platzieren Sie eine Hand auf der Stirn Ihres Kindes und legen Sie die andere in der Magengegend auf dem Bauch ab. Diese Handposition fördert zum einen die Verdauung Ihres Kindes und lindert zum anderen starke Emotionen. Außerdem löst sie ein Gefühl von tiefer Entspannung aus.

3. Bringen Sie eine Hand auf den Hinterkopf Ihres Kindes und legen Sie die andere auf seiner Stirnmitte ab. Diese Handstellung wirkt beruhigend und trägt zur Stresslinderung bei. Halten Sie den Hinterkopf Ihres Kindes, indem Sie beide Handflächen nebeneinanderbringen. Mit dieser Handstellung spenden Sie Ihrem Kind ein Gefühl von Sicherheit, sodass es leichter in den Schlaf finden kann.

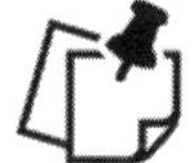

Gerne können Sie Ihrem Kind auch eine beruhigende Geschichte vorlesen, ihm ein Lied vorsingen oder Musik leise im Hintergrund laufen lassen, während Sie ihm Reiki geben. Empfehlenswert ist es außerdem, Reiki als Teil Ihrer abendlichen Rituale bzw. Routine zu integrieren.

GUTE NACHT-GESCHICHTE:

IN ALLEN FARBEN

QR-Code oder Link zur Audio-Datei

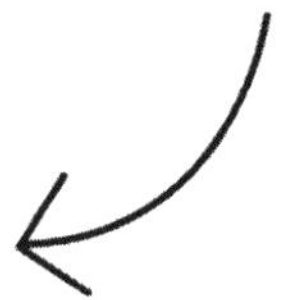

http://bit.ly/3HwipPK

KINDERKRANKHEITEN

Obgleich die Reiki-Behandlung keine ärztliche Untersuchung ersetzt und bei vielen Krankheiten oder Beschwerden in jedem Fall ein Arzt aufgesucht werden sollte, kann Reiki trotzdem dazu beitragen, die Selbstheilungskräfte Ihres Kindes zu aktivieren, psychische wie physische Reinigungsreaktionen voranzutreiben, mehr Lebensenergie aufzubauen und damit einigen Erkrankungen und Symptomen präventiv vorzubeugen. Dafür bieten sich entweder die in diesem Buch bereits erläuterten Heilungstechniken oder aber das intuitive Auflegen der Hände an.

Typische Kinderkrankheiten

Infektionskrankheiten wie Windpocken, Masern, Röteln & Co. werden oftmals als Kinderkrankheiten bezeichnet, weil sie so stark ansteckend sind, dass die Mehrheit der Menschen bereits im Kindesalter daran erkrankt. Nichtsdestotrotz können sich auch Erwachsene mit den Infektionskrankheiten infizieren. Wer jedoch einmal infiziert war oder geimpft wurde, ist gegen viele Kinderkrankheiten ein Leben lang immun (Ausnahme: Wer die Windpocken hatte, kann zu einem späteren Zeitpunkt an Gürtelrose erkranken).

Diphtherie ist eine Infektionskrankheit, die von den sogenannten Corynebakterien ausgelöst und zumeist durch Tröpfchen übertragen wird. Charakteristisch für diese Krankheit ist ein braun-gräulicher Belag auf den Mandeln sowie im Rachen, der die Atemwege einengt und dadurch die Atmung erschwert oder sogar unmöglich macht. Einige Diphtheriebakterien sondern sogar ein Gift ab, das nicht nur zur Lähmung der Nerven sowie zur Schwächung des Herzmuskels führt, sondern auch weitere Organkrankheiten verursachen kann. Obwohl die Diphtherie eine potenziell tödliche Erkrankung ist, gibt es glücklicherweise in der heutigen Zeit verschiedene Heilpraktiken und Medikamente, die einen heftigen Krankheitsverlauf schmälern und dem Patienten Heilung schenken können.

Die **Hand-Fuß-Mund-Krankheit** ist eine durch Viren ausgelöste Infektionskrankheit, die gewöhnlich mit Halsschmerzen und Fieber beginnt und sich einen oder zwei Tage später durch Ausschlag an den Handflächen, den Fußsohlen sowie dem Mund bemerkbar macht. Außerdem können die Knie, die Ellenbogen, das Gesäß und der Genitalbereich ebenfalls betroffen sein. Die Hand-Fuß-Mund-Krankheit ist weltweit verbreitet und wird durch Körperflüssigkeiten direkt von Mensch zu Mensch übertragen. Sie ist hoch ansteckend, tritt primär im Spätsommer und im Herbst auf und betrifft in erster Linie Kinder unter zehn Jahren. Die Erkrankung verläuft in den meisten Fällen jedoch mild und heilt binnen einer oder zwei Wochen ab.

Keuchhusten ist eine durch Bakterien ausgelöste, hoch ansteckende und weltweit eine der am häufigsten auftretenden Infektionskrankheiten der Atemwege, die durch Tröpfcheninfektion übertragen wird. Die Erkrankung beginnt mit Schnupfen, Fieber und leichtem Husten. Nach einer bis zwei Wochen gehen die anfänglich normalen Erkältungssymptome jedoch in krampfartige Hustenanfälle über, die sogar so stark sein können, dass sie bis zum Erbrechen oder Würgen führen.

In der Regel begleitet ein namensgebendes Keuchen sowie eine pfeifende Atmung den Husten. Heutzutage ist Keuchhusten keine typische Kinderkrankheit mehr, da sie zunehmend Jugendliche und Erwachsene betrifft. Nichtsdestotrotz können auch Kinder an Keuchhusten erkranken. Bei Babys kann der Verlauf sogar lebensgefährlich sein, weshalb die Krankheit oftmals im Krankenhaus vorsorglich überwacht wird. Obwohl eine Schutzimpfung gegen Keuchhusten zur Verfügung steht, können die Erreger gesunde Menschen mit Impfschutz vorübergehend besiedeln. Dabei erkranken geimpfte Personen möglicherweise zwar nicht selbst, jedoch können sie die Bakterien an andere übertragen.

Masern sind eine weltweit vorkommende, hoch ansteckende und durch Viren ausgelöste Krankheit. Bei jedem zehnten Betroffenen treten Komplikationen auf, weshalb die Krankheit keinesfalls harmlos ist. Die Infektion verläuft in zwei Phasen ab, die in der Regel mit Erkältungssymptomen, Fieber und einer Entzündung der Bindehaut beginnen. Bei einigen Betroffenen finden sich zudem weiße Flecken im Rachenraum wieder. Einige Tage, nachdem die ersten Symptome aufgetreten sind, setzt während der zweiten Phase der für Masern typische Hautausschlag ein, der von hellroten, immer größer werdenden und nicht juckenden Flecken gekennzeichnet ist, die ineinander übergehen. Der Hautausschlag setzt zunächst im Gesicht und hinter den Ohren ein und breitet sich von dort aus über den gesamten Körper aus.

Mittlerweile ist die Häufigkeit der Masern-Erkrankungen in Deutschland glücklicherweise zurückgegangen, jedoch kommen Krankheitsfälle immer wieder vor. Dabei sind nicht nur Kinder von der Krankheit betroffen, sondern auch Jugendliche und junge Erwachsene. Obwohl die Masern-Infektion für Kinder harmlos verlaufen kann, ist das Komplikationsrisiko für Erwachsene und Babys höher und kann im schlimmsten Fall in einer lebensbedrohlichen Gehirnentzündung münden.

Auch **Mumps** ist eine durch Viren übertragene Infektionskrankheit, die jedoch nur beim Menschen vorkommt. Übertragen werden die Mumpsviren dabei durch kleine Speicheltröpfchen über die Luft oder durch direkten Speichelkontakt (in Fachkreisen auch als Tröpfcheninfektion bekannt). Selten, aber nicht ausgeschlossen, ist zudem eine Weitergabe über Gegenstände, die mit Speichel verunreinigt sind. Charakteristisch für Mumps ist in erster Linie die Entzündung sowie Schwellung der Ohrspeicheldrüsen. Außerdem geht Mumps meistens mit Fieber einher. Da an Mumps Erkrankte bereits eine Woche, bevor die ersten Symptome auftreten, ansteckend sind, breitet sich das Virus auch bei nicht geimpften Personen verhältnismäßig schnell aus. Je älter die Betroffenen sind, umso höher ist das Komplikationsrisiko der Erkrankten und es kann zu einer Gehirnentzündung oder anderen Entzündungen an den Brüsten, den Eierstöcken oder an den Hoden kommen. Aufgrund der Schutzimpfung ist die Häufigkeit von Mumps-Erkran kungen in Deutschland zum Glück rückläufig.

Ringelröteln gehören neben Windpocken, Masern, Scharlach und Röteln ebenfalls zu den Ausschlag verursachenden Kinderkrankheiten. Sie kommen nur beim Menschen vor und werden durch den Parvovirus B19 ausgelöst. Der Verlauf von Ringelröteln ist in der Regel mild und oftmals sogar vollkommen unbemerkt, sodass Erkrankte häufig glauben, lediglich einen leichten grippalen Infekt zu erleiden. Obgleich Ringelröteln normalerweise ungefährlich sind, können Menschen mit einem unterdrückten Immunsystem oder einer Blutbildungsstörung sowie Schwangere, die die Infektionskrankheit an ihr ungeborenes Kind weitergeben könnten, einen schweren Verlauf durchleben. Ringelröteln werden entweder durch feinste Speicheltröpfchen, über die Hände, über mit Viren befallene Blutkonserven oder über verunreinigte Gegenstände übertragen. Betroffene, die die Krankheit einmal überstanden haben, sind ihr gesamtes Leben lang vor einer erneuten Krankheit dieser Art geschützt, weshalb die Ansteckungsgefahr nur bei noch nicht an Ringelröteln erkrankten Menschen besteht.

Eine Kinderkrankheit, die ebenfalls durch Viren ausgelöst wird, sind **Röteln**. Sie werden am häufigsten durch eine Tröpfcheninfektion übertragen und gehen mit einem auffälligen Hautausschlag einher, bei dem sich feine, rötliche Flecken vom Gesicht aus über den gesamten Körper der Betroffenen ausbreiten. Die Flecken zeigen sich jedoch nur bei rund 50 bis 80 Prozent aller Menschen, die an Röteln erkrankt sind. Neben dem Hautausschlag sind leichtes Fieber, Kopfschmerzen und geschwollene Lymphknoten weitere Symptome, die bei der Krankheit oftmals auftreten. Genauso wie bei Ringelröteln verläuft die Krankheit bei Kindern normalerweise harmlos, sie kann jedoch für Schwangere und ihre ungeborenen Kinder gefährlich werden. Aus diesem Grund ist ein vollständiger Impfschutz vor Röteln für Frauen, die einen Kinderwunsch haben, besonders wichtig.

Scharlach zählt zu den häufigsten bakteriellen Infektionskrankheiten und ist eine klassische Kinderkrankheit. Die Erkrankung, die durch die sogenannten A-Streptokokken ausgelöst und meistens via Tröpfcheninfektion übertragen wird, beginnt in der Regel mit Fieber, Halsschmerzen, Schüttelfrost sowie Beschwerden beim Schlucken. Am zweiten Tag tritt typischerweise der scharlachrote, erhabene Hautausschlag auf. Dieser beginnt zunächst in den Leisten sowie den Achseln und breitet sich dann zunehmend über den gesamten Körper aus. Dabei sind die Mundregion und der Bereich um die Handinnenflächen und die Fußsohlen in der Regel ausgespart. Ebenso charakteristisch ist außerdem eine dunkelrote Verfärbung der Zunge, die auch als Himbeerzunge bekannt ist. Im Gegensatz zu den meisten anderen Kinderkrankheiten kann man an Scharlach mehrmals im Laufe des Lebens erkranken, da die Scharlach-Bakterien verschiedene Giftstoffe bilden. Außerdem trägt jeder fünfte bis zehnte Mensch die Erreger in sich, ohne dabei selbst an Scharlach zu erkranken. Trotzdem können Betroffene die Bakterien auf andere Menschen übertragen.

Windpocken sind eine hochansteckende Virusinfektion, die auf der ganzen Welt vorkommt und selbst über einen großen Abstand von Mensch zu Mensch übertragen werden kann. Zumeist werden die Viren dabei durch das Einatmen von Speicheltröpfchen aufgenommen. Darüber hinaus können Windpocken jedoch auch über verunreinigte Gegenstände übertragen werden. Charakteristisch für die Virusinfektion ist ein stark juckender Hautausschlag, der mit roten Bläschen einhergeht. Windpocken werden außerdem häufig von leichtem Fieber begleitet. Obwohl Windpocken zwar unangenehm sind, sind sie für Kinder ohne vorherige Grunderkrankungen nur selten gefährlich. Bei Menschen mit einem schwachen Immunsystem oder bei Neugeborenen kann die Infektion allerdings schwer verlaufen. Glücklicherweise ist die Häufigkeit der Virusinfektion durch Schutzimpfungen in den vergangenen Jahren rückläufig geworden.

Wachstumsschmerz

Wachstumsschmerzen sind bei heranwachsenden Kindern keine Seltenheit und treten normalerweise bei Kindern im Vor- oder Grundschulalter sowie in der Pubertät auf. Obwohl Wachstumsschmerzen noch unzureichend erforscht sind, wissen Ärzte um ihre Symptome sowie Besonderheiten. Zumeist treten die Beschwerden bei Wachstumsschmerzen an den unteren Extremitäten auf. Typisch dabei ist ein schmerzhaftes Ziehen, Brennen oder Klopfen in beiden Beinen. Besonders häufig betroffen sind die Schienbeine, die Oberschenkelvorderseiten, die Kniekehlen und die Waden, wobei eine punktuelle Lokalisation oftmals nicht gegeben werden kann. In den Gelenken selbst kommen Wachstumsschmerzen hingegen nicht vor. Außerdem treten die Schmerzen in den Beinen eher unregelmäßig, dafür aber zu einer bestimmten Tageszeit auf. In der Regel setzen die Beschwerden bei den betroffenen Kindern am späten Nachmittag, am Abend oder in der Nacht ein, wobei sie sich oftmals nach ausgiebiger Bewegung bemerkbar machen. Die Dauer der Schmerzen kann dabei zwischen Minuten und Stunden liegen, weshalb die Beschwerden des vergangenen Tages bzw. der vergangenen Nacht am nächsten Morgen wie weggeblasen sein können und sich das Kind wieder ohne jegliche Einschränkungen bewegen kann. Aufgrund dessen haben Eltern jedoch auch manchmal das Gefühl, dass sie es mit einem Phantom zu tun hätten, obwohl Wachstumsschmerzen in der Orthopädie zu den häufig auftretenden Erscheinungsbildern gehören.

Welche Ursachen Wachstumsschmerzen zugrunde liegen, konnte von Experten bislang noch nicht endgültig beantwortet werden, da sich weder bei Röntgenaufnahmen noch beim MRT oder bei Blut- sowie anderen Laborwerten Auffälligkeiten feststellen lassen. In der Theorie entstehen Wachstumsschmerzen jedoch infolge eines raschen Wachstums oder aufgrund von Überlastungen. Ausschlaggebend dafür können Hormonschübe sein. In der Nacht bildet der kindliche Körper verstärkt Wachstumshormone, die zur Beschleunigung des Wachstumsprozesses beitragen. Einige Experten vermuten, dass Knochen schneller wachsen als Weichteile, Bänder oder Sehnen, was dafür sorgt, dass die Knochenhaut während eines Wachstumsschubs unter Spannung steht. Diese Spannung führt wiederum zu Wachstumsschmerzen. Außerdem wirken sich Stress und unzureichender sowie unregelmäßiger Schlaf auf die Hormonausschüttung bei Kindern aus, da beide Faktoren sowohl das Wachstum als auch die Regeneration negativ beeinflussen. Obgleich Wachstumsschmerzen also kein Phantom, sondern real sind, gibt es keinen Grund zur Panik, denn die Beschwerden sind spätestens nach Wachstumsende wieder verschwunden.

Es mag zwar keine klassischen Therapien für Wachstumsschmerzen geben, jedoch können Eltern die schmerzenden Stellen am Körper ihres Kindes mit Salben einreiben und massieren. Auch das energetische Handauflegen kann helfen, die Schmerzen und Beschwerden betroffener Kinder zu lindern.

Erbrechen und Übelkeit

Erbrechen und Übelkeit treten bei Kindern häufig auf, da die kindliche Magenschleimhaut auf Veränderungen oder Unstimmigkeiten empfindlicher reagiert als die von Erwachsenen. Übelkeit beschreibt dabei das Gefühl nahenden Erbrechens und tritt oftmals in Kombination mit autonomen Veränderungen, wie Speichelfluss oder einer erhöhten Herzfrequenz, auf. In der Regel folgt auf die Übelkeit das Erbrechen, wobei beide Symptome auch unabhängig voneinander auftreten können. Das Erbrechen kann in der Folge zu einer Dehydration führen, da beim Übergeben Flüssigkeit und Salze ausgeschieden werden. Typische Anzeichen für eine drohende Austrocknung sind zum Beispiel eine tiefe Mundatmung, weiße Haut, ein trockener Mund und Schläfrigkeit. Oftmals reagieren Kinder schon auf Kleinigkeiten mit Erbrechen, weshalb die meisten Ursachen harmlos sind. So können ein verdorbenes Lebensmittel, ein zu kaltes Getränk, Aufregung, Stress, Vorfreude oder viele verschiedene Lebensmittel, die durcheinander gegessen werden, bereits dazu führen, dass sich Kinder übergeben müssen. Auf der anderen Seite kann aber auch ein grippaler Infekt zum Erbrechen führen. Tritt die Übelkeit sowie das Erbrechen in Kombination mit weiteren Symptomen auf (zum Beispiel Fieber oder starken Bauchschmerzen), kann dies auf eine ernsthaftere Erkrankung hindeuten und sollte in jedem Fall ärztlich untersucht werden. Genau wie beim Durchfall ist es beim Erbrechen besonders wichtig, der damit potentiell einhergehenden Dehydrationsgefahr entgegenzuwirken. Hierfür bieten sich vor allem Kräutertees sowie stilles Wasser an. Außerdem kann es hilfreich sein, ein kühles Tuch auf die Stirn des Kindes zu legen, um Schwindel sowie Übelkeit zu verringern. Treten die Übelkeitsgefühle aufgrund von seelischen Belastungen auf, hilft oftmals bereits ein offenes Ohr. Darüber hinaus helfen Entspannungstechniken, Visualisierungen, Kinderyoga, Traumreisen und Reiki dabei, emotionale und seelische Blockaden zu lösen, damit die Lebensenergie wieder ungehindert fließen kann und die Symptome auf körperlicher Ebene enden.

Verdauung

Der Körper benötigt nicht nur Energie, sondern auch Rohstoffe, um zu wachsen und körperliche Verletzungen zu heilen. Unsere Nahrung, die bei der Verdauung in unserem Körper zerlegt wird, liefert beides. Doch unser Körper kann mit der Nahrung, die wir zu uns nehmen, in ihrer ursprünglichen Form zunächst gar nicht viel anfangen. Deshalb muss unser Verdauungssystem diese erst einmal in ihre einzelnen Bestandteile zerlegen. Nachdem unterschiedliche Enzyme die Fette in Fettsäuren, die Kohlenhydrate in Einfachzucker sowie die einzelnen Aminosäuren in Eiweiße gespalten haben, kann unser Darm die vielen Bestandteile, aus denen sich unser Essen zusammensetzt, aufnehmen und unserem Körper als Energiequelle und als Bausteine zur Verfügung stellen. Wenn wir Hunger haben, nehmen wir Nahrung auf, zerkleinern diese mit den Zähnen und beginnen auf diese Weise mit der mechanischen Verdauung. Durch das Kauen werden die Speicheldrüsen in der Mundhöhle angeregt, die Speichel abgeben. Dieser Speichel enthält bereits die Verdauungsenzyme Amylase und Lipase, womit die chemische Verdauung von Fett und Stärke vorangetrieben wird.

Durch den Speichel wird außerdem die Konsistenz der Speisen verändert, wodurch diese einfacher durch die Speiseröhre in unseren Magen gelangen können. Das von uns wahrgenommene Kauen sowie der Geschmack unserer Speisen lösen dann den nächsten Schritt aus, bei dem die Magendrüsen Magensaft abgeben und der Magen alles für die Ankunft der Lebensmittel vorbereitet. Im Magen angelangt, wird das Essen dann weiter zerkleinert, mit Verdauungssäften vermischt und Stück für Stück an den Dünndarm weitergegeben. Damit fungiert der Magen im Verdauungssystem als eine Art Zwischenlager. Dem Magensaft, der auch als Magensäure bezeichnet wird und sich aus Salzsäure, Schleim und dem Enzym Pepsin zusammensetzt, kommt hierbei eine ganz wesentliche Bedeutung zu. Die im Magensaft enthaltene Salzsäure tötet nämlich die Mikroorganismen, zum Beispiel Bakterien, ab, zerstört die Eiweißstruktur, damit das Enzym Pepsin die Proteine weiter abbauen kann, und trägt somit zur Verdauung bei. Vom Magen ausgehend wandert der Nahrungsbrei weiter zur nächsten Station, dem Darm. Im Dünndarm, dem ersten Darmabschnitt, werden die Fette, Kohlenhydrate und Eiweiße durch verschiedene Enzyme weiter in ihre Einzelteile zerlegt. Dabei werden sie einerseits von dem Sekret der Bauchspeicheldrüse und andererseits von der Galle unterstützt. Generell nimmt der Körper im Dünndarm das meiste auf, nämlich die wichtigen Nährstoffe, Mineralien und Vitamine. Diese gelangen dann über die Dünndarmwand zunächst ins Blut und von dort aus in alle Bereiche des Körpers, in denen sie gebraucht werden. Anschließend wird der Nahrungsbrei aus dem Dünndarm in den Dickdarm befördert und eingedickt. Da der Dünndarm bereits die Mehrheit der Inhaltsstoffe aufgenommen hat, ist der Dickdarm dafür verantwortlich, den Nahrungsresten Wasser zu entziehen. Allerdings werden auch Elektrolyte und Salze in diesem Darmabschnitt resorbiert. Im Dickdarm leben rund 400 unterschiedliche Keime, zu denen beispielsweise Pilze und Bakterien zählen. Sie sind für eine gesunde Darmflora essentiell. Ihre Aufgabe ist es, die unverdaulichen Ballaststoffe zu kurzkettigen Fettsäuren abzubauen. Die unverdaulichen Reste, die dann von der Nahrung noch übrig bleiben, werden schließlich mit dem Stuhlgang ausgeschieden. Da die Leber die Galle produziert, ist auch sie indirekt am Verdauungsvorgang beteiligt. Nachdem die Galle von der Leber produziert wurde, wird sie in der Gallenblase aufbewahrt und an den Darm abgegeben, sobald Bedarf besteht. Die Gallensäure, die in der Galle enthalten ist, ist für die Fettverdauung essentiell, da sie zum einen die Aufnahme der gespaltenen Fette unterstützt und zum anderen die großen Fettkügelchen in kleinere Kügelchen zerlegt, damit die fettspaltenden Enzyme dort besser andocken können. Auch der Bauchspeicheldrüse kommt im Zuge der Verdauung eine wichtige Rolle zu, da sie beim Verdauungsprozess mehrere Aufgaben übernimmt. So produziert sie beispielsweise unterschiedliche Verdauungsenzyme sowie ein Sekret zur Neutralisierung des sauren Magensafts. Neben einer gesunden und ausgewogenen Ernährung, ausreichender Flüssigkeitszufuhr, gründlichem Kauen und Bewegung helfen auch regelmäßige Entspannungsübungen dabei, die Verdauung Ihres Kindes zu unterstützen, da sich Stress in Form von Anspannung in seinem Körper manifestiert und in der Folge den Fluss seiner Lebensenergie und somit den Verdauungsvorgang stört. Aus diesem Grund können Meditationen, Entspannungstechniken und Reiki wertvolle Tools sein, um die Gesundheit Ihres Kindes zu unterstützen und eine reibungslose Verdauung voranzutreiben.

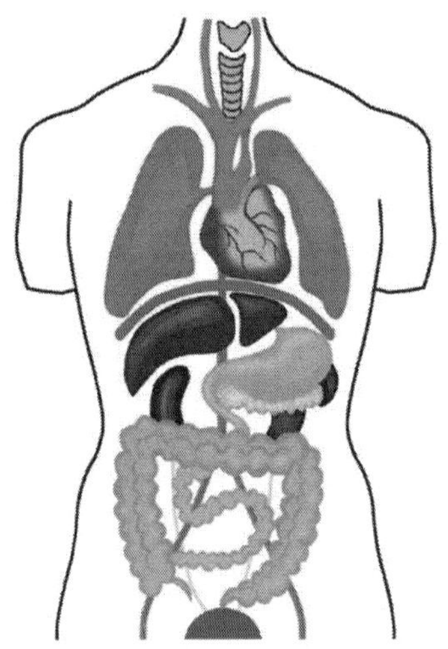

Kopfschmerzen

Obgleich eine Vielzahl von Erkrankungen mit Kopfschmerzen einhergehen, treten diese auch als **eigenständiges Krankheitsbild** bei Kindern immer öfter auf. Die häufigste Form dieser **primären Kopfschmerzen** sind dabei die **Migräne** sowie der **Spannungskopfschmerz**. Spannungskopfschmerzen lassen sich wiederum in zwei weitere Formen unterteilen. Beim **episodischen Spannungskopfschmerz** treten die Beschwerden an weniger als fünfzehn Tagen im Monat auf, wohingegen die Beschwerden bei **chronischen Kopfschmerzen** an mehr als fünfzehn Tagen im Monat vorkommen. Außerdem gibt es noch weitere Arten, die sich den primären Kopfschmerzen zuordnen lassen, aber nur sehr selten auch im Kindesalter auftreten.

Heutzutage leiden zunehmend mehr Kinder an Kopfschmerzen. Wodurch die steigenden Zahlen der betroffenen Kinder dabei verursacht wird, ist bislang unklar und die Ursachen sind vielfältig. So können die primären Kopfschmerzen durch **äußere Auslöser**, wie grelles Licht, Hitze, Funkwellen (WLAN etc.), Lärm oder schlechte Luft verursacht werden. Zudem können aber auch **körperliche Reize** die Ursache für Kopfschmerzen sein und zum Beispiel durch körperliche Überanstrengung, Lebensmittelunverträglichkeiten, eine falsche Körperhaltung oder Schlafmangel ausgelöst werden. Viel häufiger liegen Kopfschmerzen jedoch **innere Faktoren** zugrunde. Insbesondere Sorgen, Ängste und Stress kommen bei Kindern oftmals in Form von Kopfschmerzen zum Ausdruck. In den meisten Fällen handelt es sich dann um Spannungskopfschmerzen, die die häufigste Form von Kopfschmerzen darstellen. Die Symptome der Spannungskopfschmerzen unterscheiden sich zwischen Kindern und Erwachsenen jedoch nicht. Der Schmerz ist immer von leichter bis mäßiger Intensität, dumpf, drückend oder ziehend, aber nicht pulsierend. Zudem tritt der Schmerz in den meisten Fällen auf beiden Kopfseiten auf. Außerdem fehlen beim Spannungskopfschmerz die Symptome, die für eine Migräne typisch sind – zum Beispiel Erbrechen, Übelkeit, Geruchs-, Lärm- und Lichtempfindlichkeit. Kinder können jedoch nicht nur unter Spannungskopfschmerzen, sondern auch unter einer Migräne leiden – vor allem dann, wenn beide Eltern oder auch nur ein Elternteil ebenfalls Migräneanfälle hat. Dabei mag die Migräne bei Kindern der von Erwachsenen ähneln, trotzdem gibt es einige Unterschiede. Leidet ein Kind unter einer akuten Migräneattacke, hört es in den meisten Fällen mit dem Lernen oder dem Spielen auf. Sein Gesicht nimmt eine blasse Farbe an und es hat den Wunsch, sich hinzulegen oder zu schlafen. Einige Kinder schlafen auch im Verlauf einer Migräneattacke ein und wachen nach kurzer Zeit fast vollständig ohne Beschwerden wieder auf. Im Gegensatz zur Migräne bei Erwachsenen tritt der pochende bzw. pulsierende Schmerz bei Kindern meistens nicht nur auf einer Kopfseite auf. Außerdem sind die Attacken von kürzerer Dauer und werden oftmals von Erbrechen und Übelkeit begleitet. Die Migräne kann sich bei einigen Kindern aber auch durch regelmäßige Schwindelattacken äußern, die in Kombination mit Erbrechen und Übelkeit auftreten, wobei die Kopfschmerzen selbst jedoch ausbleiben. Solche Beschwerden, die von Ärzten als Migräne-Vorstufe interpretiert werden und sich oftmals erst im Laufe der Jahre zu einer richtigen Migräne entwickeln, sollten unbedingt ärztlich abgeklärt werden, damit andere Ursachen ausgeschlossen werden können.

Grundsätzlich sollten Kinder **nicht medikamentös gegen Kopfschmerzen behandelt** werden. Bei leichten Kopfschmerzen, die nur gelegentlich auftreten, reichen Entspannung, Ruhe sowie die Beschäftigung mit Dingen, die von ihnen selbst als positiv empfunden werden, manchmal schon aus. Stärkere Kopfschmerzen lassen sich jedoch nicht so leicht mit einfachen Maßnahmen lindern und sollten deshalb mit einem Arzt besprochen werden. Außerdem sind prophylaktische Maßnahmen wichtig, um das Auftreten von Kopfschmerzen von vornherein zu verhindern. Hierzu zählen beispielsweise geregelte Schlaf- und Essenszeiten, frische Luft und regelmäßige Bewegung. Zudem ist es wichtig, den Auslöser der Kopfschmerzen ausfindig zu machen. Dabei bietet es sich an, einen Kopfschmerz-Kalender zu führen, in dem Kinder notieren, wann und unter welchen Umständen ihre Kopfschmerzen auftreten und mit welcher Intensität. Experten sind sich außerdem einig, dass verhaltensmedizinische sowie nicht-medikamentöse Maßnahmen effektiv sind, um Kopfschmerzen bei Kindern vorzubeugen. Wirksame Strategien sind dabei zum Beispiel Entspannungsverfahren, die progressive Muskelentspannung, Fantasie- und Traumreisen, Meditation und Energieheilverfahren wie Reiki.

Durchfall

Durchfall, auch **Diarrhö** genannt, ist häufiger, wässriger oder weicher Stuhlgang, der von dem üblichen Stuhlgang eines Kindes abweicht. Diarrhö kann bei Kindern von anderen Symptomen – wie Fieber, Bauchschmerzen, Erbrechen, Appetitlosigkeit, Gewichtsverlust oder einer blutigen Beimischung – begleitet werden. Außerdem kann anhaltender oder sehr starker Durchfall sogar zu einer Dehydration des Kindes führen, da durch den wässrigen Stuhlgang große Flüssigkeitsmengen sowie Blutsalze (Elektrolyte) verloren gehen.

Grundsätzlich unterscheidet sich Durchfall in jeder Altersstufe danach, ob es sich dabei um einen **akuten** oder um einen **chronischen Durchfall** handelt. Eine akute Diarrhö hält weniger als zwei Wochen an, wohingegen chronische Diarrhö mehr als zwei Wochen lang dauert. Auslöser von plötzlich auftretendem Durchfall bei einem bislang gesunden Kind ist meistens eine Magen-Darm-Infektion, die oftmals durch Noro- und Rotaviren oder Bakterien auf verunreinigten Lebensmitteln ausgelöst wird. Dabei greifen die Erreger die Darmschleimhaut der Kinder entweder direkt an oder beschädigen diese durch ihre Toxine (Gifte). Dadurch kann der Darm Wasser und unterschiedliche Elektrolyte nur noch unzureichend aus dem Speisebrei ins Blut überführen.

In der Regel ist der Durchfall umso gefährlicher, je jünger Kinder sind, weshalb Babys und kleine Kinder bis zum Alter von zwei Jahren am meisten gefährdet sind. Tritt der Durchfall in Kombination mit einer bereits bekannten Grundkrankheit, mit kolikartigen und starken Bauchschmerzen, hohem Fieber, auffälligen Verhaltensweisen oder einem blutigen Stuhlgang auf, sollten Eltern ihr Kind umgehend zum Kinderarzt bringen. Aufgrund der starken Austrocknungsgefahr ist es zunächst am wichtigsten, dass Eltern darauf achten, dass die durch Durchfall und potentielles Erbrechen verlorene Flüssigkeitsmenge sowie die verlorenen Elektrolyte schnell, zum Beispiel durch Fenchel-, Kamillen- oder schwarzen Tee oder eine Trinklösung aus Glukose (Traubenzucker) und Natrium (Salz), ersetzt werden. Auch ein Apfelmus aus frisch geriebenen, nicht gekochten Äpfeln kann Wunder bewirken. Elektrolyt-Glukose-Lösungen mit dem richtigen Mischverhältnis sind in jeder Apotheke erhältlich. Sobald Kinder mit akutem Durchfall rehydriert sind und sich nicht (mehr) übergeben müssen, sollten sie eine ihrem Alter entsprechende Kost bekommen. Besonders empfehlenswert sind stärkehaltige Produkte wie Brot, Kartoffeln, Nudeln, Zwieback oder Brei. Speisen und Getränke, die viel Zucker enthalten, sollten insbesondere in den ersten Tagen gemieden werden. Außerdem können Reiki-Techniken, bei denen die Hände im Bereich des Dünndarms, des Dickdarms und der Gallenblase aufgelegt werden, dazu beitragen, dass das Qi ungehindert fließen kann und dem kindlichen Durchfall präventiv vorgebeugt wird. Zudem können sie zur Linderung während des Krankheitsbildes und auch zur Nachsorge angewendet werden.

Ich lerne, mich & andere zu heilen

Reiki gezielt anwenden

WAS ZU BEACHTEN IST

Reiki funktioniert auf eine ähnliche Art und Weise wie Elektrizität, wobei der Reiki-Gebende als Stromkabel fungiert, durch den die Heilenergie fließt. Dabei ist die Energie, die durch den Heilenden hindurchströmt, aber nicht seine eigene. Würde er nämlich seine persönliche Energie nutzen, um einen anderen Menschen zu heilen, würde sich bei ihm selbst ein Gefühl der Erschöpfung einstellen. Zum einen würde es den Gebenden selbst schwächen und zum anderen wäre sein Ego bei der Behandlung involviert und der Empfangende würde nicht zwangsläufig die Heilenergien übertragen bekommen, die für ihn in diesem Moment relevant wären, sondern jene, von denen der Gebende annimmt, dass der Empfangende diese benötigt. Der Nutzen der Reiki-Anwendung liegt jedoch vielmehr darin, über einen Zugang zur unendlichen Energiequelle zu verfügen, die nicht nur zur Heilung anderer durch den Reiki-Gebenden hindurchfließt, sondern auf diesem Wege auch ihn selbst heilt. Obwohl Ihre spirituelle Verbindung jederzeit gegeben ist, kann sie hin und wieder vom Lärm der Welt übertönt werden. Um sich wieder mit der Reiki-Energie verbinden zu können, ist es hilfreich, sich erst einmal Zeit für die Reiki-Verbindung selbst zu nehmen, da es viele Dinge gibt, die Sie davon abhalten können, sich spirituell zu verbinden. Hierzu zählen zum Beispiel Selbstsabotage, negative Einflüsse von außen, falsche Freunde oder ein eifersüchtiger Partner, der nicht möchte, dass Sie sich weiterentwickeln. Nehmen Sie sich Zeit, um still zu werden.

Schalten Sie Ihre elektronischen Geräte, wie Handy, Fernseher und Laptop aus, und hören Sie stattdessen Musik mit heiligen Klängen, wie beispielsweise 432-Hz-, heilende Binaural-10.5-Hz- und Solfeggio-528-Hz-Töne. Lassen Sie Ihren Geist aufsteigen und seien Sie eins mit der Natur. Schenken Sie Ihrer spirituellen Verbindung Aufmerksamkeit, denn dadurch wird sie stärker. Werden Sie sich Ihrer eigenen Bedürfnisse, Probleme und Vorurteile bewusst und konzentrieren Sie sich stattdessen selbst auf die heilende Energie, um ein besserer Kanal für die Reiki-Energie zu werden. Lassen Sie Ihre persönlichen Vorstellungen los und arbeiten Sie daran, die Energie fließen zu lassen, damit sich nicht nur Sie, sondern auch der Empfänger bzw. der Behandler sich besser fühlt. Spüren Sie Ihre spirituelle Verbindung in der Stille und üben Sie sich darin, im gegenwärtigen Moment bewusst zu sein. Sie verbinden sich immer dann mit Reiki, wenn Sie präsent sind. Je stärker Ihre spirituelle Verbindung ist, desto leichter wird es Ihnen fallen, mit der Reiki-Energie in Einklang zu kommen.

Einige Menschen nutzen außerdem die Meditation, um sich mit der Reiki-Energie zu verbinden. Während der Meditation schaffen Sie Zeit und Raum, sich von den vielfältigen Ablenkungen des Lebens zu lösen, sodass Sie sich Ihrer spirituellen Verbindung bewusst werden können. Wenn Sie möchten, können Sie die Meditation entweder als Teil Ihrer spirituellen Praxis oder aber kurz vor der Reiki-Behandlung ausüben. Dafür bietet sich zum Beispiel die Gassho-Meditation mit den Händen in der Gassho-Position (Kapitel „Die Grundlagen des Reiki") an.

Weiterhin ist eine Absichtsbekundung oder ein Gebet eine gute Möglichkeit, um eine Reiki-Sitzung zu beginnen. Wichtig ist, dass sich die Bekundung bzw. das Gebet für Sie gut und richtig anfühlt. Im Zuge dessen können Sie sich an Ihren Engel, den Heiligen, den Gott oder den Geistführer wenden, mit dem Sie zusammenarbeiten und der Sie durch Ihre Reiki-Behandlung führt. Seine Führung erhalten Sie wiederum durch Ihre Intuition, die Sie entweder als Einsicht oder aber in Form eines Bauchgefühls erfahren können. Auch wenn Sie die Führung bewusst nicht bemerken, erhalten Sie einen Impuls oder einen Gedanken, die Position zu wechseln oder die Hände auf eine andere Körperstelle aufzulegen. Sobald Sie Ihrer Intuition vertrauen, wird sie sich zu Ihrem wichtigsten Werkzeug jeder Reiki-Sitzung entwickeln, mit der Sie den individuellen Bedürfnissen jeder Behandlung gerecht werden können.

Wenn Sie sich für ein Gebet entscheiden, können Sie entweder eines nutzen, das Sie immer verwenden, sich für jede Situation ein neues ausdenken oder das folgende Gebet als Inspiration nutzen:

„Ich danke dir [Name der Engel, der Heiligen, des Gottes oder der Geistführer, mit denen Sie zusammenarbeiten] für deine Anwesenheit bei dieser heutigen Reiki-Sitzung für [Name des Empfangenden]. Ich bete, dass ich ein offener und klarer Kanal für den reinen Reiki-Fluss bin und dass [Name des Empfangenden] das höchste Gut aus dieser Sitzung empfängt. Ich bete um Führung, um [Name des Empfangenden] den höchsten Heilungsgrad zu schenken. Ich bete, dass ich die Reiki-Energie mit Akzeptanz, Mitgefühl und Liebe geben sowie empfangen kann. Ich bete, dass die Liebe und das Licht von Reiki [Name des Empfangenden] umgeben und beschützen."

Alternativ können Sie die Formulierung „Ich bete, dass" auch durch positive Affirmationen ersetzen. Zudem ist es sehr kraftvoll, für etwas zu danken und so zu leben, dass das Gewünschte bereits da ist:

„Ich danke dir [Name der Engel, der Heiligen, des Gottes oder der Geistführer, mit denen Sie zusammenarbeiten], dass ich die Reiki-Energie mit Akzeptanz, Mitgefühl und Liebe gebe und empfange."

Checkliste

Was Sie vor jeder Reiki-Sitzung beachten sollten:

1. Machen Sie sich zunächst frei von Gedanken und Energien, die Sie vielleicht selbst gerade noch belasten oder bedrücken.
2. Verbinden Sie sich mit der Reiki-Energie. Hierfür empfiehlt es sich, Meditationen oder Atemübungen zu praktizieren.
3. Klären Sie Ihre Ziele, bevor Sie mit der Behandlung beginnen. Nennen Sie dafür vor jeder Sitzung ganz formell das Behandlungsziel, damit Sie die Absicht für die Sitzung festlegen können.
4. Geben Sie die Kontrolle ab und lassen Sie Ihre Erwartungen sowie Ihre Urteile über den Verlauf der Sitzung los, da Sie diese Macht an die Heilenergie abgeben.
5. Verlassen Sie sich auf Ihre Intuition und vertrauen Sie Ihrer Führung.
6. Bitten Sie darum, während der Sitzung Führung zu erhalten. Vertrauen Sie dieser Führung und folgen Sie Ihrer Intuition.
7. Bitten Sie um Schutz für sich und den Reiki-Empfangenden, auch wenn Sie eine Selbstbehandlung durchführen sollten. Dadurch formulieren Sie die Absicht für ein sicheres Umfeld und wehren negative Energien ab.

DIE ANAMNESE

Bei der Anamnese (ein Begriff aus dem Altgriechischen für „Gedächtnis" oder „Erinnerung") werden die **Beschwerden** sowie die gesamte **Leidensgeschichte** des Patienten vor der Behandlung erfragt und aufgezeichnet. Sie legt den Grundstein für die Beziehung zwischen der behandelnden und der empfangenden Person und ist eine wichtige Grundlage für die Reiki-Behandlung.

Um Ihre Bedürfnisse und Wünsche bearbeiten zu können bzw. damit Sie die Wünsche und Bedürfnisse einer anderen Person entsprechend behandeln können, ist es notwendig, im Vorfeld einige Informationen über die körperliche sowie seelische Verfassung des Empfangenden zu erhalten. Dabei dient die Anamnese nicht allein nur der Diagnosefindung, sondern stellt für viele Betroffene bereits einen Teil der Therapie dar, da sie frei über ihre individuellen Beschwerden berichten können und dadurch in manchen Fällen bereits eine Entlastung erfahren.

Zum Ausfüllen des Anamnesebogens sollten Sie sich bzw. die ausfüllende Person ausreichend Zeit nehmen und die Fragen gewissenhaft beantworten. Der nachfolgende Bogen soll dabei lediglich als Anregung bzw. Inspiration dienen und kann selbstverständlich noch um weitere wichtige Aspekte ergänzt werden.

Anamnesebogen

Allgemeine Informationen	
Vorname, Name:	
Anschrift:	
Hausarzt & Anschrift:	
Geburtstag & Geburtsort:	
Körpergröße & Gewicht:	
Beruf:	
Beziehungsstatus: Kinder, Anzahl der Kinder & Alter der Kinder:	

Beschwerden

Frage 1: Aufgrund welcher Beschwerden und Probleme möchten Sie sich behandeln lassen?

-
-

Frage 2: Seit wann leiden Sie unter diesen Beschwerden?

____

____

Frage 3: Würden Sie sagen, dass die Beschwerden im Laufe der Zeit stärker geworden sind? Kreuzen Sie die entsprechende Antwort an.

- Die Beschwerden sind etwas stärker geworden.
- Die Beschwerden sind viel stärker geworden.
- Die Beschwerden sind nicht stärker geworden.

Frage 4: Haben Sie in der Vergangenheit bereits unter denselben oder ähnlichen Beschwerden gelitten?

- Ja
- Nein

Frage 5: Unter welchen Beschwerden leiden Sie aktuell? Bitte geben Sie sowohl Zeitraum als auch Intensität der Beschwerden auf einer Skala von 1 bis 10 an, wobei 1 die niedrigste Intensität und 10 die stärkste Intensität beschreibt. Ordnen Sie die Beschwerden außerdem nach absteigender Wichtigkeit.

1.	
seit:	Intensität
2.	
seit:	Intensität
3.	
seit:	Intensität
4.	
seit:	Intensität
5.	
seit:	Intensität

Frage 6: Was geschah unmittelbar, bevor Ihre Beschwerden erstmalig auftraten? (z. B. Trauer, Trennung, Tod, Kummer, Krankheit, Unfall, Auslandsaufenthalt etc.)

Frage 7: Welche Behandlungen haben Sie bereits gegen Ihre Beschwerden erhalten und wie erfolgreich waren diese?

Frage 8: Sind Sie in Ihrem Alltag regelmäßig einem hohen Stresspensum ausgesetzt?

- Ja
- Nein

Frage 9: Leiden Sie unter Ängsten?

- Ja
- Nein

Frage 10: In welchen Lebensbereichen haben Sie mit Problemen zu kämpfen?

-
-

Frage 11: An welchen Krankheiten sind Sie im Laufe Ihres Lebens bereits erkrankt?

-
-

Frage 11a: Wurden Sie aufgrund dieser Erkrankung bereits ärztlich behandelt?

- Ja
- Nein

Frage 11b: Haben Sie sich bereits Operationen unterzogen und wenn ja, welchen?

- Ja
- Nein

Frage 12: Gehen Sie regelmäßig zu Vorsorgeuntersuchungen und lassen Check-ups durchführen?

- Ja
- Nein

Frage 13: Was wünschen bzw. erwarten Sie von der Reiki-Behandlung?

-
-

GUTE & KLARE INTENTIONEN

Intentionen sind eine wunderbare Möglichkeit, um Erfüllung und Freude im Leben zu finden. Eine Intention ist dabei eine **Absicht**, die sich hinter einer Handlung, einer Verhaltensweise oder einer Äußerung verbirgt. Sie schenkt uns Einblicke in die Dinge, die wir uns wirklich wünschen, und hilft uns, genau das Leben zu leben, nach dem wir uns sehnen und welches sich für uns richtig anfühlt. Durch Intentionen lenken wir unser Denken von unserer eigenen Unzufriedenheit zu einem bestimmten Ziel und geben unseren Wünschen damit eine klare Richtung vor.

Bei einer Intention ist am Ende jedoch nicht nur das Ergebnis von Bedeutung, sondern auch der **gesamte Weg**, der uns an unser Ziel führt – und damit unser Leben in jedem erdenklichen Augenblick. Im Leben setzen wir uns häufig Ziele, bei denen wir uns lediglich auf das Endergebnis fokussieren und oftmals den gegenwärtigen Moment, den wir gerade leben, überspringen. Dadurch erschaffen wir unbewusst einen Spalt zwischen all dem, was wir in unserem Leben mit all unseren Sinnen erleben können, und dem, was wir uns wünschen, zu erleben. Das führt dazu, dass wir das Hier und Jetzt permanent als unzureichend und ausbaufähig betrachten, unsere Träume mit einer negativen Ausgangslage verknüpfen und dass unser Ziel jederzeit weit entfernt scheint, wodurch unsere Gefühle und Gedanken permanent um die Dinge kreisen, die wir uns in unserem Leben nicht wünschen.

Setzen wir uns hingegen eine klare Intention, mit der wir unser Ziel ansteuern, schlagen wir einen groben Weg ein, der uns über viele Abzweigungen schlussendlich zu unseren Zielen führen kann und unserem Leben somit eine neue Richtung gibt. Und manchmal haben die Ziele gar nicht mehr wirklich etwas mit dem zu tun, was wir uns zu Beginn sehnlichst gewünscht haben. Sie fühlen sich einfach nur gut und richtig an und haben sich im Laufe der Zeit unbewusst angepasst.

Mit einer Intention bringen wir also eine **Aufforderung** zum Ausdruck, die sich **direkt an uns selbst richtet** und uns dazu animiert, unser Leben auf eine Art und Weise zu leben, die unseren **tiefsten Wünschen** entspricht. Doch wie gelingt es uns überhaupt, eine effektive Intention zu finden, und wie können wir positive Intentionen setzen?

Eine Intention sollte in erster Linie Ihre **innere Ausrichtung widerspiegeln**. Mit der Hilfe Ihrer persönlichen Intention entwickeln Sie eine klare Haltung dazu, wie Sie leben möchten, wodurch eine neue Resonanz und eine andere Schwingung in Ihrem Leben entstehen können. Diese neue Energie hilft Ihnen wiederum dabei, Ihre Intuition zu aktivieren und sich für all die unzähligen Möglichkeiten zu öffnen, die im Einklang mit Ihrer Absicht stehen. Aus diesem Grund **verkörpert** eine klare Intention nicht nur **Ihr Sein**, sondern eben auch **Ihr Tun**. Wie ein innerer Polarstern leuchtet Ihre Intention in Ihnen, sie schenkt Ihnen Orientierung und leitet Ihnen den Weg.

Nehmen Sie sich zunächst einen Moment für sich selbst und finden Sie zur Ruhe. Wenn Sie möchten, können Sie ein ruhiges Lied oder ein kurzes Mantra hören oder wiedergeben, um Ihre Gedanken zu beruhigen und sich einzustimmen. Schließen Sie nun Ihre Augen und erinnern Sie sich an einen Moment oder einen Abschnitt in Ihrem Leben zurück, in dem Sie wirklich von ganzem Herzen glücklich waren. Vielleicht erinnern Sie sich dabei sogar an mehrere Momente, in denen Sie das **Gefühl wahrer Freude und echten Glücks** empfunden haben. Das Gefühl, dass Sie mit sich selbst im Reinen und verbunden sind und dass alles, was gerade ist, genau richtig ist. Exakt dieses Gefühl beschreibt den Zustand, in dem Sie sich zu jeder Zeit befinden sollten: voll von Liebe, Ausgeglichenheit, Ruhe, Friedlichkeit, Zufriedenheit und in einer engen Verbindung zu Ihnen selbst. Einigen Menschen hilft es, sich hierbei Schlagworte ins Gedächtnis zu rufen, die sie mit diesem Gefühl in Verbindung bringen, und diese dann niederzuschreiben. Also, was genau hat diese Zufriedenheit in Ihnen ausgelöst?

Wenn Sie sich nun an dieses Gefühl erinnern, nehmen Sie es und setzen sich **dieses Gefühl als Intention**. Beantworten Sie sich selbst die Fragen danach, wie Sie sich fühlen möchten und auf welchen Zustand Sie sich jeden Tag einstimmen wollen. Anschließend formulieren Sie dieses Gefühl als einen **positiven und klaren Satz** in der **Gegenwart** und aus der **Ich-Position** heraus. Wichtig ist, dass Sie Ihre Intention spüren und dass Sie sie aus der Tiefe Ihres Inneren, aus dem Herzen heraus, formulieren. Schalten Sie dafür Ihren Verstand aus und spüren Sie in Ihre Intention hinein. Nur, wenn Sie Ihre Intention mit Freude und Leichtigkeit erfüllt und dies von positiven Emotionen begleitet wird, können Ihre Worte auch mit dem Lebensgefühl verschmelzen, das Sie mit Ihrer Intention in Verbindung bringen. Lassen Sie Ihre Gedanken darüber, wie sich Ihre Intention verwirklicht und Platz in Ihrem Leben findet, los. Es ist nicht wichtig, immer den genauen Weg zu kennen. Viel wichtiger ist es, dass Ihre Intention in Ihnen lebendig ist und alles in Ihnen „Ja!" schreit. Sobald Sie diese Aspekte verinnerlicht haben, können Sie für jedes Thema in Ihrem Leben eine Intention setzen, denn Sie haben es in der Hand, sich in jedem Lebensbereich neu zu orientieren.

Ihre Intention könnte zum Beispiel lauten:

- *Der heutige Tag beschenkt mich mit Momenten absoluter Glückseligkeit."*
- *„Ich gebe meine Vorurteile auf und betrachte die Dinge aus mehr als nur einer Perspektive."*
- *„Ganz mutig entdecke ich die Welt."*
- *„Heute nutze ich meine Stärken ganz bewusst für mich."*
- *„Heute genieße ich jeden Moment ganz bewusst."*

Nachdem Sie Ihre ganz persönliche Intention gefunden haben, können Sie diese nutzen, um **Ihr Leben ins Positive zu verändern**. Beginnen Sie dafür jeden Morgen am besten mit einer kurzen Meditationsübung, bei der Sie Ihren Fokus auf einen Gegenstand (beispielsweise ein Armband oder eine Kette) richten, der Ihre persönliche Intention unterstützt. Eine weitere gute Möglichkeit ist übrigens, sich einen schönen Knopf, einen Stein oder seine Lieblingsmurmel einzustecken und sich jedes Mal, wenn man diesen Gegenstand berührt, an die eigene Intention zu erinnern. Anschließend sprechen Sie Ihre Intention klar und laut aus, zum Beispiel:

„Ich werde glücklich sein und mich frei fühlen. Energie wird durch mich hindurchfließen. Von dem Glauben an mich selbst geleitet, werde ich meine Träume mit einem klaren Geist verwirklichen. Ich habe Vertrauen und bin bereit, die Veränderungen in meinem Leben auf mich zukommen zu lassen. Ich breite meine Arme aus und schaffe Raum, um dieses Gefühl in mein Leben einzuladen."

Mit Hilfe von diesem Ritual räumen Sie Ihrer Intention jeden Morgen Raum und Zeit ein, um sich in Ihrem Leben zu manifestieren. Dadurch hat Ihre Intention die Möglichkeit, sich zu entfalten, wodurch sie Sie jeden Tag unbewusst begleiten und Ihre Entscheidungen sowie Gedanken in eine positive Richtung lenken kann. Wenn Sie über den Tag hinweg bemerken sollten, dass Sie gerade ein wenig zusätzliche Energie benötigen könnten, können Sie Ihre Intention natürlich stets wiederholen. Berühren Sie dafür Ihren ausgewählten Gegenstand, atmen Sie einmal tief ein und wieder aus und bündeln Sie Ihre Konzentration sowie Ihre Gedanken auf Ihre Intention. Sie werden schnell bemerken, dass sich Ihre Kraft neu ausrichten und Ihren Flow auf Ihre Intention führen wird. Beim Manifestieren Ihrer Intention sollten Sie eins jedoch niemals vergessen: Ganz gleich, ob Sie Ihre persönlichen Ziele nun erreichen mögen oder nicht, Ihre Intention wird Sie immer daran erinnern, aus welchem Grund Sie Ihr Ziel eigentlich erreichen möchten. Wann immer Sie sich in Ihrem Leben in einem Zustand tiefer Ruhe und vollkommener Zufriedenheit wiederfinden, können Sie mit Sicherheit wissen, dass Sie sich auf dem richtigen Weg befinden. Nehmen Sie diese Gewissheit, lassen Sie sie Ihr leuchtender Stern sein und überlegen Sie sich, welche Dinge Sie tun können, um dieses wundervolle Gefühl erleben zu können. Mit der Zeit werden Sie außerdem ein Gespür dafür entwickeln, was Sie tun, an welche Orte Sie gehen und welche Menschen Sie treffen müssen, um das Leben Ihrer Träume zu manifestieren. Vermeintliche „Zufälle" werden sich als Synchronizitäten herausstellen, die Sie auf Ihrem Weg unterstützend begleiten. Vertrauen Sie darauf, dass Sie immer öfter diesen einen Moment in Ihrem Leben erleben werden, indem Sie Ihre Augen schließen und wissen, dass alles gut ist und sich alles zu Ihrem Besten fügt.

WUNDERBARE ERGEBNISSE ERZIELEN

Wenn Reiki gegeben wird, fließt die Energie auch durch den Körper des Praktizierenden hindurch, heilt und richtet ihn aus. Die Anwendung von Reiki sollte dabei aber niemals die eigene Energie des Gebenden selbst erschöpfen. Schläfrigkeit oder Erschöpfung sind Anzeichen dafür, dass der Reiki-Heiler selbst unter einer Blockade leiden kann und seinen eigenen Energiefluss überprüfen sollte. Egal, ob Sie Reiki geben, es von jemand anderem empfangen oder eine Selbstbehandlung durchführen – die Heilenergie wandert immer genau dorthin, wo sie gerade benötigt wird. Selbst wenn die Hände des Reiki-Gebenden also in eine neue Position bewegt werden, wird der vorab behandelte Bereich weiterhin mit Energie versorgt, sodass Reiki auch nach der Behandlung noch weiterwirkt.

Bevor Sie sich selbst oder jemand anderen behandeln oder aber einen professionellen Reiki-Heiler aufsuchen, um von ihm behandelt zu werden, sollten Sie sich zunächst **auf die Behandlung einstimmen**, um wunderbare Ergebnisse erzielen zu können. Ein ganz wesentlicher Schritt ist es, dass Sie erst einmal Ihren **Geist frei machen**, bevor Sie sich der Reiki-Behandlung öffnen. Wenn Sie Reiki geben, machen Sie sich bewusst, dass Sie der Kanal sind, durch den die Heilenergie hindurchfließt. Seien Sie **offen** und **bitten Sie um die Energie** des Lichts, Gottes oder eines anderen Schöpfers sowie darum, dass die **Heilenergie durch Sie fließen**

kann, ohne dabei eigene Energie abzugeben. Wenn Sie möchten, können Sie natürlich auch um die Kraft von Dr. Usui oder die eines Engels bitten, der Sie unterstützt und Ihnen stets zur Seite steht. Rufen Sie sich außerdem ins Bewusstsein, dass es ein **Geschenk** ist, die Reiki-Energie zu nutzen und andere durch sich heilen lassen zu dürfen. Lassen Sie traditionelle Gedanken dazu, wie Sie sich selbst oder anderen helfen können, einfach los, da die Reiki-Energie all das von alleine tut. Wenn Sie Reiki geben, behandeln Sie niemanden nur aus dem Grund, Ihr eigenes Ego verstärken oder sich beweisen zu wollen.

Nach der Behandlung sollten Sie Ihren **Energiekanal wieder schließen** und Ihre **Hände in fließendem Wasser mit Salz waschen**, um unreine Energien loszuwerden. Zudem ist es wichtig, Ihren Körper mit **ausreichend Flüssigkeit** zu versorgen, damit sich Ihr Energiesystem möglichst optimal bewegen kann. Falls Sie von einer anderen Person behandelt wurden, sollte auch sie ein Glas Wasser trinken. **Alkohol und andere Rauschmittel** sollten für mindestens 24 Stunden **gemieden** werden. Außerdem empfiehlt es sich, den Tag oder Abend nach der Sitzung **entspannt** oder **ruhig** zu gestalten, vielleicht lassen Sie sich ein **warmes Bad** mit Meersalz oder Himalayasalz ein, führen ein **Reiki-Tagebuch** oder denken darüber nach, welche geistige Klarheit sowie Einsichten Sie durch die Sitzung bereits erlangt haben, während Ihr Körper damit beschäftigt ist, die Eindrücke der Sitzung weiterzuverarbeiten.

Eine erste Reiki-Sitzung bei einem professionellen Reiki-Heiler ist immer ein guter Start, um sich mit der Reiki-Behandlung vertraut zu machen. Viele Menschen suchen den Reiki-Heiler jedoch auch nach ihrer ersten Probesitzung erneut auf, um tiefer in die Welt der Energieheilung einzutauchen und Schritt für Schritt an ihren aktuellen Beschwerden sowie Zielen zu arbeiten.

KONTAKTBEHANDLUNGEN

Grundsätzlich lassen sich Reiki-Behandlungen in **Kontaktbehandlungen** und in **Fernbehandlungen** unterteilen. Bei Kontaktbehandlungen legen Sie Ihre Hände **sanft** und **ohne Druck** entweder auf Ihren eigenen Körper oder aber **auf den Körper** der empfangenden Person auf, insofern Sie ihre Erlaubnis haben. Alternativ können Sie Ihre Hände aber auch einige Zentimeter **über den Körper** des Empfangenden halten. Dasselbe gilt natürlich auch, wenn Sie einen professionellen Reiki-Heiler aufsuchen und sich von ihm behandeln lassen. Jedes Mal, wenn Sie Ihre Hände während einer Reiki-Behandlung nutzen, sollten Sie Ihre Finger nahe aneinanderbringen – so, als würden Sie Fäustlinge tragen, damit Sie die Energie in einem Bereich behalten können. Würden Sie Ihre Hände während der Reiki-Behandlung spreizen, würden Sie die Energie, die durch Ihre Hände austritt, schwächen, da sie von Finger zu Finger wandert und sich nicht ausschließlich auf die Person, auf die Sie die Energie übertragen möchten, überträgt. Zudem sollten Ihre Handflächen zu Ihrem Körper zeigen. Wenn sich diese Position jedoch unangenehm für Sie anfühlt, können Sie Ihre Handflächen natürlich auch vom Körper abwenden.

Eine Reiki-Behandlung dauert in der Regel **60 bis 90 Minuten**, wobei die einzelnen Handpositionen jeweils **drei bis fünf Minuten** lang gehalten werden. Wenn beide Hände, mit der Intention zu heilen, auf dem Körper aufliegen, wird die Heilenergie automatisch aktiviert und von alleine fließen. Sobald die Absicht zum Heilen jedoch zurückgenommen wird, wird auch die Reiki-Energie nicht weiter fließen. Damit fungiert die **Heilungsintention** des Reiki-Gebenden quasi als **Ein- und Ausschalter der Reiki-Energie**, da diese unter normalen Umständen sonst jederzeit fließen würde. Die Heilenergie mag zwar unerschöpflich sein, doch der Reiki-Gebende ist es nicht.

Wenn Sie eine Kontaktbehandlung bei sich selbst oder einer anderen Person durchführen möchten, können Sie dafür gerne die verschiedenen Heiltechniken verwenden, die in den einzelnen Kapiteln in diesem Buch bereits erläutert wurden.

FERNBEHANDLUNGEN

Energie kennt weder Zeit noch Raum, weshalb es keine Rolle spielt, ob die Reiki-Behandlung durch direkten Kontakt oder in Form von einer Fernbehandlung durchgeführt wird. Sowohl die Methode der Kontakt- als auch der Fernbehandlung ist heilsam und kraftvoll. Einige Menschen empfinden das Fernreiki jedoch als angenehmer, da sie in einem geschützten Raum in ihrem eigenen Zuhause sein können und es ihnen dadurch eventuell leichter fällt, sich für ihre Gefühle zu öffnen und sich ihren Empfindungen hinzugeben.

Bei der Fernbehandlung, die **20 bis 30 Minuten** dauert, wird die Heilenergie vom Reiki-Gebenden **über Zeit und Raum hinaus** auf Sie übertragen. Dabei kann die Fernbehandlung nicht nur bei körperlichen oder seelischen Beschwerden sinnvoll sein, sondern beispielsweise auch dann, wenn Sie in schwierigen Lebenssituationen Unterstützung benötigen oder sich die Behandlung über einen längeren Zeitraum erstreckt.

Im Idealfall befinden Sie sich während der Fernbehandlung in einem ruhigen Raum, in der eine angenehme Atmosphäre herrscht und in dem Sie entspannt liegen oder sitzen können. Wenn Sie möchten, können Sie sich außerdem entspannende Musik anmachen, eine Kerze anzünden oder ätherische Öle verwenden. Wenn Sie die Reiki-Energie empfangen und sie Ihren Energiefluss wieder zurück ins Gleichgewicht bringt, empfinden Sie in der Regel ein Gefühl von Wärme, spüren ein Kribbeln oder erleben ein tiefes Gefühl der Entspannung. Einige Menschen spüren sogar, wie verschiedene Emotionen und Gefühle in ihnen aufsteigen, und andere sehen Bilder oder Farben oder nehmen sogar Gerüche wahr. Die unterschiedlichen Empfindungen, die Reiki-Empfangende während der Behandlung empfinden, sind endlos und zumeist von Behandlung zu Behandlung verschieden. Ganz gleich, was genau Sie während der Reiki-Behandlung auch empfinden mögen, Reiki wird Ihnen immer das geben, was Ihre Seele und Ihr Körper in ebendiesem Moment brauchen. Energie fließt genau an die Stellen, an denen sie am meisten benötigt wird. Das Phänomen der Fernbehandlung selbst wird im **zweiten Reiki-Grad** erlernt, bei dem einer der Schwerpunkte die Behandlung einer Person ist, die sich nicht am selben Ort wie der Behandler befindet. Durch das Absolvieren des Kurses kann heutzutage jeder von uns, ganz ohne spezielle Begabung, selbst eine ganz wunderbare, kraftvolle und heilsame Form der Fernbehandlung erlernen, sie anwenden und dieser Methode zunehmend mehr Vertrauen schenken. Sollten Sie bereits den zweiten Reiki-Grad absolviert haben, können Sie gern – mit Hilfe der nachfolgenden Anleitung – versuchen, einer anderen Person Reiki zu senden und damit die Fernbehandlung anwenden.

Anleitung zum Fernreiki

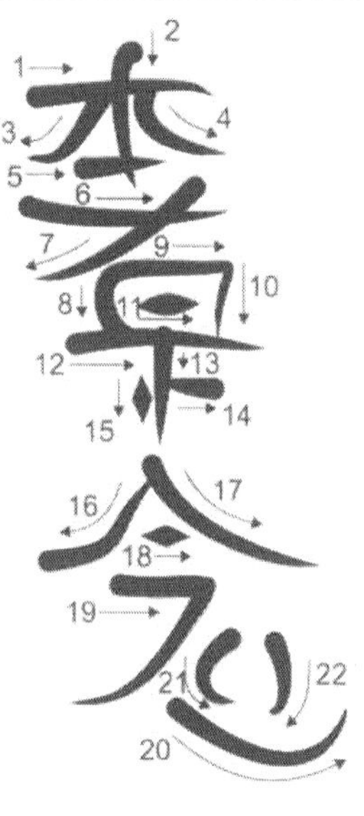

1. Begeben Sie sich zunächst an einen ruhigen Platz, an dem eine angenehme Atmosphäre herrscht. Anschließend zentrieren Sie sich auf Ihr Herzchakra, das in der Mitte Ihrer Brust auf Höhe des physischen Herzens liegt.

2. Legen Sie nun Ihre beiden Hände behutsam auf Ihren Augen ab und stellen Sie sich währenddessen vor, welcher Person bzw. welcher Situation Sie die Heilenergie senden möchten.

3. Im Anschluss visualisieren Sie den von Ihnen ausgewählten Menschen bzw. die Situation mit einem gewissen Abstand als Miniaturausgabe vor sich und richten Ihre Hände auf diese Vorstellung.

4. Nun rufen Sie sich das Hon Sha Ze Sho Nen, das dritte Reiki-Symbol, ins Bewusstsein, stellen es sich gedanklich vor oder sprechen es laut aus, bevor Sie den Menschen bzw. die Situation benennen, dem oder der Sie Reiki zukommen lassen möchten. Außerdem sollten Sie noch die Uhrzeit sowie den Ort nennen.

5. Sobald der Kontakt zum Empfangenden hergestellt ist und es mental zur Übertragung der Information kommt, dass die Verbindung hergestellt ist, bitten Sie um Einverständnis zum Senden der Heilenergie und lassen diese schließlich fließen. Sollten Sie jedoch ein „Nein" empfangen, brechen Sie die Behandlung ab, da in der Regel kein Kontakt aufgebaut wird, wenn die Verbindung durch negative Fremdenergien gestört wird. In diesem Fall wäre die eigene Reinigung und das Aufbauen eines Schutzschildes denkbar.

6. Zum Abschluss wünschen Sie dem Menschen bzw. der Situation noch das Beste und brechen anschließend den Kontakt ab, indem Sie Ihre Hände aneinanderreiben.

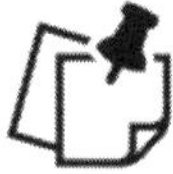

Waschen Sie sich nach der Behandlung mit Salz und fließendem Wasser die Hände, um mögliche Anhaftungen zu entfernen.

Reiki Spezial

HAUS AUSREINIGEN

Jeder von uns besteht bis ins kleinste Detail aus Energie und ist permanent von dieser umgeben. Dabei sind sogar unsere Gefühle und Gedanken nichts weiter als Energie, die immer wieder neue erzeugt und weitere Gefühle, Gedanken, Worte und Taten ausstrahlt, die wir nicht nur an die Menschen in unserem Umfeld, sondern auch an unsere Wohnung bzw. unser Haus abgeben. Genauso wie jeder von uns **ein eigenes Informationsfeld**, also eine **Aura** (ein elektromagnetisches Feld, dessen Ausstrahlung von einigen Menschen entweder spür- oder sichtbar wahrgenommen werden kann; ursprünglich stammt dieser Begriff aus dem Altgriechischen und bedeutet die „Wahrnehmung eines Lufthauches"), besitzt, weist auch unsere Wohnung bzw. unser Haus ein solches Informationsfeld auf. Dieses Feld wurde jedoch nicht nur von uns selbst geschaffen, sondern auch von all den Menschen, die über die Zeit dort gewohnt haben, und durch all die Dinge, die dort geschehen sind. Je stärker die verschiedenen Emotionen dabei gelebt wurden, umso intensiver wird die Aura im eigenen Zuhause mit diesen Gefühlen angefüllt. Da wir direkt mit dieser Aura in Kontakt stehen, kommunizieren die Energien innerhalb dieses Informationsfeldes mit uns und durchdringen uns. An manchen Tagen kann das zum Beispiel die Ursache dafür sein, dass wir Albträume haben und nicht schlafen können.

Die **energetische Hausreinigung**, die auch **Space Clearing** genannt wird, **wandelt** diese bereits **bestehenden in positive Energien um**. Energien können jedoch immer nur dann gewandelt werden, wenn positive oder konträre Energien erschaffen werden. Dafür ist es notwendig, dass einzelne Räume einerseits von negativen, belastenden und schweren Schwingungen befreit und andererseits von

Seelen, die an die Erde gebunden sind, abgelöst werden. Die Energiestrukturen einer Wohnung bzw. eines Hauses sollten vor allem immer dann geklärt werden, wenn man stark belastende Lebenssituationen, wie eine Trennung, eine Krankheit oder den Tod, durchlebt hat. Erst nach einer energetischen Hausreinigung kann ein harmonisches Lebensumfeld erschaffen werden, das von Positivität, Liebe und Licht gefüllt ist.

Das Ziel einer energetischen Hausreinigung ist es, die einzelnen Räume **von fremden Energien zu säubern**. Während der Hausreinigung werden die Wohnräume mit Energie, Kraft und Licht gefüllt, sodass man sich selbst mit positiver Lebensenergie aufladen kann, wenn man die Räumlichkeiten betritt. Dafür müssen wir selbst Energien erzeugen, die eine höhere Schwingung als die Energien besitzen, die bereits vorhanden sind, und zu der bereits vorhandenen Information konträre Emotionen und Gedanken generieren.

Leben Sie beispielsweise seit langer Zeit ängstlich in Ihrem Zuhause, ist diese Energie in den einzelnen Räumen spürbar. Es ist jedoch möglich, diese Angstenergie durch die Energie des Vertrauens zu wandeln. Visualisieren Sie dafür eine Skala, an deren oberen Ende sich Emotionen wie Vertrauen, Freude und Harmonie wiederfinden und an deren unteren Ende Gefühle wie Angst, Zorn, Wut und Trauer angesiedelt sind. Am oberen Punkt der Skala findet sich weißes und reines Licht – die göttliche Energie –, mit dessen Hilfe Schwingungen angehoben und niedrige Energie umgewandelt werden kann.

Die benötigte Kraft zur Umwandlung eines energetischen Feldes wird auf einem rein geistigen Weg erzeugt, weshalb es Hilfsmittel gibt, die sich bei der energetischen Hausreinigung reinigend auf das bestehende Informationsfeld auswirken. Zu diesen Hilfsmitteln gehören unter anderem die vier Elemente Feuer (Kerze), Luft (Rauch), Wasser (Weihwasser) und Erde (Salz), Pflanzenkräfte in Räuchermischungen, Klänge von Trommeln oder Klangschalen und Kraft-Symbole, wie das OM, die Blume des Lebens oder die Reiki-Symbole. Neben diesen Hilfsmitteln intensiviert auch das Praktizieren von Dankbarkeit während der Reinigung die Wirkung der Räucherung.

Anleitung zur energetischen Hausreinigung

Die energetische Reinigung von Häusern, Wohnungen und einzelnen Räumlichkeiten wird im besten Fall in mehreren Schritten ausgeführt. Zunächst sollten Sie die **Fenster weit öffnen** und alle **Räume sorgfältig lüften**, denn Luft und Licht allein haben bereits eine kraftvolle Wirkung und können viel Negatives beseitigen. Als Nächstes verstreuen Sie in allen Ecken von jedem Raum **naturbelassenes Salz** und lassen dieses für mindestens eine Nacht dort liegen. Weisen die Räumlichkeiten eine besonders schwere, negative Energie auf, empfiehlt es sich, auch sämtliche Kanten mit dem Salz zu bestreuen. Dies sollte beim Hauseingang beginnen und sich im Uhrzeigersinn fortsetzen, bis Sie wieder bei der Eingangstüre angelangt sind. Allerdings sollten Sie den Raum, in dem Sie schlafen, **tagsüber** behandeln. Nach einigen Stunden entfernen Sie mit einem Staubsauger das verteilte Salz und werfen den Staubsaugerbeutel bitte direkt in den Müll außerhalb des Hauses.

Im Anschluss können Sie mit der Räucherung beginnen. Dabei ist es nebensächlich, welche Räuchermethode Sie verwenden. Wichtig ist nur, dass diese Sie **persönlich anspricht**. Grundsätzlich eignen sich Salbei, Sandelholz, Lorbeerblätter, Beifuß und Rosmarin als Räucherwerk besonders gut. Achten Sie lediglich darauf, dass Sie die Kräuter und Harze, die Sie verwenden, auch selbst gut riechen können. In hartnäckigen Fällen empfehle ich, auf „Palo Santo" (im Spanischen „Heiliges Holz") zurückzugreifen. Gerne können Sie sich auch selbst geeignete Räuchermischungen zusammenstellen:

Räuchermischungen zum Reinigen negativer Schwingungen:

Räuchermischung 1:	Räuchermischung 2:	Räuchermischung 3:
• 3 Teile Wacholderbeeren • 1 Teil Wacholderspitzen • 1 Teil Weihrauch-Harz • - 1 Teil Pinien- oder Fichtennadeln	zu gleichen Teilen: • Guayak (Holz) • Palo Santo (Holz) • Copal (Harz)	• 2 1/2 Teile Kampfer • 2 Teile Weihrauch • 1 1/2 Teile Myrtenblätter • 1 bis 1 1/2 Teile Wacholderbeeren • 1 Teil Lorbeer • 1 Teil Bernstein • 1 Teil Beifuß • 1 Teil Rosmarin • 1 Teil Myrrhe • 1/2 Teil Nelkenpulver • - 1/2 Teil Angelikawurzel

Mahlen Sie die Räucherstoffe zunächst mit einem **Mörser** und einem **Stößel** zu **Pulver** und verräuchern Sie die fertige Räuchermischung anschließend. Dafür halten Sie die **Räucherkohle** mit einer **Räucherzange** fest, zünden sie mit einem **Feuerzeug** an und legen sie in eine **mit Sand befüllte Räucherschale**. Einerseits wird die Hitze durch den Sand in der Schale gehalten und andererseits wird die Kohle belüftet. Nachdem die Räucherkohle eine **Ascheschicht** gebildet hat, legen Sie den reinigenden Räucherstoff auf die Kohle.

Öffnen Sie nun alle **Schränke und Kästen** so weit wie möglich, da Sie so nachverfolgen können, wie der Rauch des Räucherwerks in alle Ecken gelangt. Gehen Sie nun **entgegen dem Uhrzeigersinn** durch Ihr Haus bzw. Ihre Wohnung und stellen Sie sich währenddessen vor, wie die negativen Energien vom Rauch absorbiert werden. Außerdem können Sie sich noch für die helfenden, reinigenden Kräfte **bedanken** und **die positiven Energien**, die neu hinzugekommen sind, **willkommen heißen**.

Um die energetische Hausreinigung zu beenden, können Sie nun noch die positiven Energien **versiegeln**, indem Sie sich vorstellen, dass Ihr Haus bzw. Ihre Wohnung in Licht eingehüllt ist. Anschließend visualisieren Sie eine goldene Kugel, die Ihr Zuhause wie eine Art Schutzschild umhüllt. Wenn Sie möchten, können Sie die einzelnen Räume in Ihrem Zuhause noch mit einigen **Pflanzen** füllen, um für eine bessere Energiebilanz zu sorgen. Kakteen und Aloe vera eignen sich hierfür besonders gut. Manchmal kann es auch sinnvoll sein, die Möbel in den Räumen nach den Grundsätzen des **Feng-Shui** aufzustellen bzw. auszurichten. Dadurch können die negativen Energien die Räumlichkeiten leichter verlassen und neue, positive Schwingungen herausbilden. Abschließend können Sie die jeweiligen Räume in Ihrem Zuhause für einen **Neuanfang** öffnen. Schließen Sie dafür erst einmal alle Fenster und räuchern Sie anschließend ein weiteres Mal mit Lichtkräutern wie **Lavendel, Rosmarin oder Styrax**. Während Sie Ihr ganzes Haus bzw. Ihre gesamte Wohnung erneut ablaufen, wünschen Sie sich Liebe, Gesundheit, Harmonie, Kraft und Frieden. Wenn Sie möchten, können Sie außerdem einzelne Familienmitglieder segnen, Affirmationen sprechen, Reiki-Symbole nutzen oder Mantras aufsagen, zum Beispiel:

„Ich danke dir, Mutter Erde, dass du all die dunklen und negativen Energien in unserem Heim umwandelst. Danke, dass du uns diese wunderbaren Harze und Kräuter zur Verfügung stellst. Unser Zuhause ist jetzt rein und wir heißen neue, liebevolle und positive Energien herzlich willkommen."

Alternativ können Sie die energetische Hausreinigung natürlich auch von einem professionellen Anbieter durchführen lassen. Falls Sie die Hilfe der Engel in Anspruch nehmen sollten, vergessen Sie bitte nicht, sich zu bedanken. Vor allem bei einer energetischen Hausreinigung bietet es sich an, den Erzengel Michael als Schutzpatron um Hilfe zu bitten, denn negative Energien verlassen das Feld nicht immer ganz freiwillig und könnten sich an den Reinigenden anheften. Eine weitere wunderbare Möglichkeit besteht darin, einen Brief zu verfassen, in dem Sie festhalten, was Sie nach der energetischen Reinigung Ihres Zuhauses fühlen möchten – zum Beispiel Liebe und Harmonie. Anschließend wird dieser Brief dann versiegelt und irgendwo im Haus deponiert.

KARMISCHE VERBINDUNGEN LÖSEN

Immer mal wieder treten Menschen in unser Leben, mit denen wir scheinbar durch ein unsichtbares Band verbunden sind. Ganz gleich, was wir auch tun, wir kommen einfach nicht von ihnen los. Diese Verbindungen, die wir zu einem anderen Menschen spüren, können **karmisch** sein. Das bedeutet, dass wir mit dieser Person bereits **in einem früheren Leben verbunden** waren und es noch Aufgaben gibt, die wir in dieser Beziehung erfüllen müssen.

Vor allem in der Liebe können karmische Verbindungen Fluch und Segen zugleich sein. Als Paar leben wir in einer glücklichen Beziehung, doch sobald die Partnerschaft endet, ist die Verbindung zum anderen Menschen einfach nur noch belastend. Oftmals entwickelt sich daraus eine Art Hassliebe, die zum wahren Problem wird, wenn man sich nicht voneinander lösen kann, obwohl einem die Beziehung nicht guttut oder man womöglich sogar bereits getrennt ist. Neben **Liebesbeziehungen** können jedoch auch unsere Beziehungen zu **Freunden**, **Verwandten** oder **Bekannten** karmisch sein. Eine karmische Verbindung kann zum Beispiel dadurch zum Ausdruck kommen, dass jemand **ohne erkennbaren Grund besonders nett** zu uns ist, weil er vielleicht etwas aus seinem vorherigen Leben wiedergutmachen will. Auf der anderen Seite können sich karmische Verbindungen jedoch auch in Form von **Ablehnung** bemerkbar machen. Selbst unbegründete Eifersucht oder Hass können hier oft zu Tage treten. In jedem Fall ist das Gefühl, mit einem anderen Menschen sofort eine besondere Verbindung zu haben, ein auffälliges Zeichen und kann auf eine karmische Verbindung hindeuten.

Karmische Verbindungen werden einem besonders dann bewusst, wenn man zwischen sich selbst und einer anderen Person **Abhängigkeitsmuster, Blockaden oder ungleichgewichtete Machtverhältnisse** spürt oder wenn man sich in einer **stark toxischen Beziehungsdynamik** wiederfindet. All das sind Anzeichen dafür, dass sowohl in unserem Unterbewusstsein als auch auf Seelenebene ungesunde Verbindungen und Verknüpfungen in einer unserer zwischenmenschlichen Beziehungen bestehen und diese somit energetisch und emotional beeinflusst werden.

Daneben empfinden die Beteiligten die Situationen und Konflikte bzw. die unbewussten Beziehungen oftmals als **sehr leidvoll**. Sie sind **kräftezehrend** und **anstrengend**, weil sie in vielen Fällen mehrere Jahre lang andauern. Für die meisten Menschen fühlt sich diese ständige Belastung wie ein **permanenter Teufelskreis** an, den sie nicht durchbrechen können, obwohl sie schon so viele Dinge ausprobiert haben. Dann können Trauer, Ohnmacht, Schmerz, Verzweiflung, Hilflosigkeit, Manipulationsangst, Panikattacken, starke Verlustängste oder die Furcht vor Kontrolle die Folge sein.

Um karmische Verbindungen zu lösen, ist es ratsam, eine **Klärung (Clearing)** durchzuführen. Damit können Sie selbst alle bestehenden, negativen energetischen Verbindungen und Verstrickungen lösen und sich selbst energetisch reinigen sowie schützen. Das Clearing-Ritual eignet sich zudem wunderbar nach einer Trennung, wenn man eine intensive Beziehung durchlebt hat. Diese Beziehung muss dabei keine Liebesbeziehung gewesen sein, sondern kann auch im familiären oder beruflichen Kontext bestanden haben. Eine Klärung hilft Ihrer Seele bei der Heilung, der Reinigung, der Lösung von karmischen Beziehungen sowie Mustern und beim Rückgewinn der Macht über Ihre ureigene Seelenenergie.

Anleitung zur Klärung

Der wichtigste Schlüssel, um eine karmische Verbindung lösen zu können, ist es, sich seine eigene **Schöpfungsmacht** und die eigene **Wahlfreiheit bewusst zu machen** und diese **entschlossen einzusetzen**. All das, wofür wir uns in unserem Leben frei entscheiden, wird sich genauso manifestieren und entwickeln. Um eine karmische Verbindung auflösen zu können, brauchen Sie jedoch nicht nur Ihre Willensfreiheit, sondern auch den **Glauben** daran, dass es funktioniert. Durch Ihren Glauben stärken sie nämlich auch Ihre Selbstbestimmung, Ihre Selbstermächtigung, Ihre Schöpferkraft sowie Ihre Selbstwirksamkeit. Erwarten Sie jedoch, dass die Situation sich nicht bessert, lenken Sie Ihre Aufmerksamkeit auf einen negativen Verlauf und holen ihn damit überhaupt erst in Ihr Feld, gemäß dem Spruch „Energie folgt der Aufmerksamkeit". Wählen Sie daher bewusst Ihre Gedanken und Gefühle, um Ihre Schöpferkraft entsprechend positiv einsetzen und wirken lassen zu können. Der erste Schritt, den Sie also Richtung Selbstbefreiung gehen müssen, ist, sich mit einer klaren, reinen und kraftvollen **Absicht** dafür zu entscheiden, sich von all dem, was Ihnen und Ihrer Seele nicht guttut und womöglich sogar Schaden anrichtet, **zu lösen**. Sobald Sie sich dessen bewusst sind, können Sie sich **mit Ihrem Herzen sowie Ihrer inneren Wahrheit und Weisheit verbinden**. Dafür schließen Sie zunächst die Augen und atmen einige Male tief ein. Währenddessen können Sie sich vor Ihrem inneren Auge vorstellen, wie sich Ihr Herz öffnet und sich nach unten, über Ihre Füße, mit der Erde und nach oben, über Ihr Kronenchakra, mit dem Himmel verbindet, sodass Sie sowohl geerdet als auch stabil angebunden sind. Nun bitten Sie die Kraftquelle, der Sie vertrauen und an die Sie glauben, ausdrücklich um **Unterstützung**.

Im Anschluss widmen Sie sich Ihren **energetischen Verbindungen**, den **unbewussten emotionalen Verstrickungen** sowie den **Energiebindungen** in Ihrem Leben und vollziehen die **energetische Trennung** von diesen Verknüpfungen. Dafür stellen Sie sich die Person bzw. die Personen vor, von der bzw. von denen Sie sich energetisch loslösen möchten. Sprechen Sie Ihr Vorhaben dafür nun laut und direkt aus. Anschließend visualisieren Sie, wie sich sämtliche Verbindungen durchtrennen und unterbrochen werden. Als Alternative könnten Sie auch ein Lichtwesen, zum Beispiel einen Engel (zum Beispiel Erzengel Michael), darum bitten, die Bindung (mit seinem Lichtschwert) zu trennen.

Nachdem Sie sich energetisch abgelöst haben, widmen Sie sich jeglichen **Ausgleichshandlungen** sowie **Verpflichtungen**, die Ihre Seele entweder in einem früheren oder in diesem Leben eingegangen ist bzw. diesen zugestimmt hat, und **heben sie auf**. Ähnlich wie bei Verträgen im normalen Leben sind auch karmische Seelenverträge so lange hochwirksam, bis sie gekündigt und beendet wurden. Findet keine Aufhebung statt, werden immer wieder energetische Forderungen aus alten karmischen Lasten an Sie gestellt oder aber Sie versuchen unbewusst, Ihren alten Verpflichtungen permanent nachzukommen. Wenn Sie Unterstützung benötigen, bitten Sie am besten auch an dieser Stelle wieder Ihre Kraftquelle oder Ihre eigenen Lichthelfer darum, Ihre Seelenverträge zu beenden. Natürlich können Sie die Aufhebung bzw. die Kündigung auch selbst erklären und sich dabei vorstellen, wie Ihre Seelenverträge in den Flammen eines Feuers verbrennen und alles Negative dabei zerstört wird. Außerdem ist es wichtig, dass Sie sich hierbei **von jeglichen Gefühlen der Schuld lösen**.

Im nächsten Schritt dreht sich alles um die **energetische Klärung**, bei der Sie sich von den negativen Energien und Einflüssen befreien, die Sie eventuell aufgrund der Bindung übernommen haben. Die Befreiung lässt sich ausgezeichnet mit bewussten Atemübungen, wie der tiefen Bauchatmung (Kapitel „Die Lebensenergie Qi") durchführen, die Sie mehrfach wiederholen.

Manchmal kann es jedoch auch vorkommen, dass bestimmte Menschen, mit denen Sie energetisch wie karmisch verbunden sind, meistens unbewusst, Seelenanteile von Ihnen zurückhalten oder dass Sie einige Seelenanteile getauscht haben. Mit Hilfe Ihrer Selbstbestimmung, also Ihrem freien Willen, sowie mit Vergebung können Sie diese **Anteile entweder zurückfordern oder** an die andere Person **zurückgeben**. Hierfür stellen Sie sich zunächst einmal die Person oder die Seele der Person vor, um die es geht. Fordern Sie nun sämtliche Energien sowie Seelenanteile, die zu Ihnen gehören, entschlossen zurück. Auf der anderen Seite können Sie diesem Menschen natürlich auch all die Energien und Seelenanteile, die zu ihm gehören, wieder zurückgeben. Einigen Menschen hilft es, diesen Austausch und die Rückholung der Energie sowie der Seelenanteile bildlich vor dem inneren Auge zu visualisieren. Abschließend bitten Sie diese Person noch um **Vergebung**. Vergessen Sie dabei nicht, auch sich selbst zu vergeben und **Frieden** mit all dem zu schließen, was vorgefallen ist. Wenn Sie möchten, können Sie auch an dieser Stelle wieder Ihre Kraftquelle oder Ihre Lichthelfer bitten, diese Aufgabe für Sie zu übernehmen oder Sie dabei zu unterstützen. Um das Ritual nun zu beenden, **verabschieden** Sie sich von der Person bzw. der Seele und lassen diese **in Frieden und in Liebe los**. Bitten Sie sie außerdem darum, dass sie Sie ebenfalls loslässt. Währenddessen können Sie sich vorstellen, wie die betreffende Person Ihr Energiefeld verlässt. Manchen Menschen hilft es außerdem, zum Abschluss alles Negative von sich abzuschütteln. Zusätzlich können Sie sich mit einem Turmalin (Mineralstein) oder einem weißen Pomander (zum Beispiel in Form eines Aura-Soma-Sprays) vor weiteren energetischen Übergriffen und Anhaftungen schützen. Nun sind Sie bereit, ganz entschieden, selbstbestimmt und bewusst in Ihr Leben zu gehen. Gönnen Sie sich im Anschluss an das Ritual Entspannung, Ruhe, Schlaf und trinken Sie viel Wasser, um die Erholung und Regeneration Ihres Energiesystems zu unterstützen. Zudem eignen sich Achtsamkeitsübungen,

Wellnessbehandlungen, Bewegung, der Aufenthalt in der Natur sowie thematische Reiki-Behandlungen zum Loslassen hervorragend, um Ihre positiven und lichtvollen Energien wieder zum Fließen zu bringen.

Sollten Sie nach dem Ritual Gefühle der Einsamkeit, der Trauer oder des Schmerzes überkommen, schenken Sie diesen Empfindungen genügend Raum (Aufmerksamkeit) und verdrängen Sie sie nicht. Sie sind ein Teil Ihres Prozesses des Loslassens und Ihr Auftauchen ist ganz natürlich. Insofern das Ritual eine alte Wunde Ihrer Vergangenheit aufreißt, gehen Sie mit sich selbst und Ihren Gefühlen besonders achtsam, nachsichtig, liebevoll und geduldig um. Wenn Sie bemerken, dass zwischen Ihnen und der betreffenden Person immer noch Konflikte und Spannungen bestehen, empfiehlt es sich, die einzelnen Schritte noch weitere Male durchzuführen.

DIE ENGEL UM EINEN GEFALLEN BITTEN

Engel sind **göttliche und bedingungslose Abgesandte des Lichts**, die uns lieben und sich um uns kümmern – ganz gleich, was auch geschehen mag. Sie werden uns niemals verurteilen, weshalb wir jede Möglichkeit ergreifen sollten, sie um Hilfe zu bitten. Engel verlangen nicht, dass wir sie anbeten. Vielmehr **möchten sie uns dienen** und sind zu jeder Zeit bereit, **uns bei unseren Entscheidungen zu unterstützen**.

Entscheidungen können beängstigend sein, weil sie ein Stück weit immer auch mit einer gewissen Unsicherheit und Angst einhergehen. Dabei werden wir oftmals mit ungewissen Faktoren konfrontiert und wir fragen uns, ob uns die bevorstehende Entscheidung glücklich oder erfolgreicher machen wird, ob wir dadurch kompetenter und selbstbewusster werden oder wir womöglich scheitern. Manchmal denken wir aber auch darüber nach, wie diese Veränderung auf andere wirken wird und ob sie nicht traurig oder enttäuscht von einem sein könnten.

Die Liste der unbekannten Fragezeichen ist lang, doch unsere himmlischen Begleiter sind in der Lage, uns bei wichtigen sowie nicht allzu wichtigen Entscheidungen in unserem Leben zu unterstützen. Sie lassen sich in beinahe allen Religionen und Kulturen wiederfinden. Engel sind **universelle Energiequalitäten**, die eine **Brücke zwischen dem Göttlichen und den Menschen** darstellen. In ihrer Essenz bestehen Engel aus reiner göttlicher Liebe, die uns Qualitäten wie Mut, Frieden, Liebe, Hingabe, Heilung oder Mitgefühl zur Verfügung stellen. Sie **unterstützen uns** Menschen bei etwas Gutem und **lassen sich nicht kontrollieren**

oder für egoistische Ziele **missbrauchen**. Jeder von uns wird während seiner gesamten Inkarnation in der Regel von mindestens einem **Schutzengel** begleitet, der unserer unsterblichen Seele angehört und Teil unseres Selbst ist. Dieser Schutzengel trägt dabei sowohl männliche als auch weibliche Energiesignaturen.

Die männliche Energiesignatur bringt dabei Eigenschaften wie Tatendrang und Kraft mit, mit denen wir unsere Ziele verwirklichen und unsere Entwicklung vorantreiben können. Im Gegensatz dazu werden der weiblichen Energie Qualitäten wie Schutz, Geborgenheit, Fürsorge, Liebe und Trost zugesprochen. Wir selbst sind für unsere Taten, Worte und Gedanken verantwortlich und haben immer die freie Wahl, wie wir handeln und unser Leben gestalten. Unser Schutzengel darf weder in unseren freien Willen eingreifen noch ist er in der Lage, Schicksalsschläge abzuwenden, da sie wichtig für unsere Seelenentwicklung sind. Nichtsdestotrotz kann er uns aber als vertrauenswürdiger Berater zur Seite stehen und uns helfen, wichtige Entscheidungen zu treffen. In der Hierarchie, die sich aus der Schwingungsfrequenz ergibt, stehen die sogenannten **Erzengel** noch über den Schutzengeln. Erzengel sind **Führungsengel**, denen eine besondere Bedeutung zukommt und die wir, genau wie unsere Schutzengel, um Hilfe und Unterstützung bitten können. Insgesamt gibt es unzählige Erzengel, zu den bekanntesten zählen jedoch die folgenden:

Name Erzengel	**Bedeutung des Namens**	**Qualitäten**	**Farbe**
Erzengel Michael	Der, der wie Gott ist	• Führungsengel • bietet Schutz jeglicher Art • befreit von niedrigen Energien • reinigt das Energiefeld, Häuser und Orte • spendet Mut, Tatendrang und Führung • hilft bei Ängsten und der Besorgnis um die eigene Sicherheit • hilft bei der Bewältigung der Lebensaufgabe	lila oder dunkelblau

Erzengel Raphael	Gottes Heiler	• Heilungsengel • heilt alle Wesen in körperlicher, geistiger sowie seelischer Hinsicht • Schutz und Begleitung auf Reisen • hilft beim Abbau von Stress und Ängsten • Führung in Richtung Harmonie	grün
Erzengel Gabriel	Gottes Stärke	• - Kommunikationsengel • Vermittlung von Botschaften • unterstützt damit alle Menschen, die wichtige Informationen publizieren möchten • hilft bei Themen wie Geburt, Schwangerschaft, Empfängnis und Adoption • heilt tiefe Verletzungen der Weiblichkeit, die bis zurück in die Ahnenlinie reichen • Klarheit und Reinheit	weiß
Erzengel Uriel	Gottes Licht	• - Erdung, Stabilität, Zuversicht und Kraft • bringt Licht ins Dunkle • offenbart das Verdeckte • Hellwissen und Geistesblitze	rot
Erzengel Raziel	Gottes Geheimnis	• - Erlösung von altem Karma • versteht die Schöpfungsgeheimnisse, die Quantenphysik sowie die heilige Geometrie • Verstärkung von Hellwissen und Hellsehen •	Regenbogen

Erzengel Ariel	Löwe Gottes	• Mut und (Löwen-) Stärke • Umweltschutz, Hüter der Natur und Hüter des Tierreichs • Manifestation	pink oder rosa
Erzengel Azrael	Der, dem Gott hilft	• spendet Sterbenden sowie Hinterbliebenen Mut und Trost • hilft bei Verlusten • hilft bei Transformationen und Übergängen	cremeweiß
Erzengel Jophiel	Gottes Schönheit	• Beschützer der Künstler • bringt Schönheit in jeden Bereich des Lebens • Abbau von Stress, Entspannung • bringt Leichtigkeit • harmonisiert Energien, Energiesysteme und Räume	goldfarben oder gelb
Erzengel Metraton	Der, der dem Thron nahesteht	• König der Engel • Vermittler zwischen den Erden und dem Himmel • Hüter der Klarheit, der Glückseligkeit und des weiß-goldenen Lichtes • er erfasst alle Seelen inklusive ihrer Lebenswege • hilft dabei, unseren individuellen Lebensweg zu erkennen, ihn umzusetzen und schlussendlich auch zu leben • Zwillingsbruder von Erzengel Sandalphon	pink, violett oder dunkelgrün und rosafarbene Streifen

Erzengel Sandalphon	der Bruder	• Musikengel oder Gebetsengel • übermittelt unsere Gebete an Gott • unterstützt uns dabei, unseren wahren Seelenpartner zu finden • hilft bei der Vergebung • heilt unsere verwundeten Herzen • unterstützt uns beim Erfüllen unserer Wünsche und Träume • Zwillingsbruder von Erzengel Metratron	türkis oder goldfarben

Doch wie bittet man denn nun einen Engel um Hilfe und woher können wir wissen, welchen Engel wir genau in welcher Situation rufen sollten? Einen Engel zu rufen, ist relativ einfach. Alles, was Sie dafür tun müssen, ist, den **Engel konkret, klar und von Herzen nach Hilfe zu fragen**. Dafür müssen Sie keine Kerzen anzünden, Öle auftragen oder Gebete sprechen (wobei es jedoch eine schöne Geste wäre), sondern den Engel einfach nur **mental** (in Ihrem Kopf) **um Unterstützung bitten**. Am besten ist es natürlich, wenn Sie entweder den Engel kontaktieren, der Ihnen die besten Antworten auf Ihre Fragen geben kann (siehe Tabelle), oder aber Ihren persönlichen Schutzengel rufen, da Ihre Beziehung zu ihm etwas ganz Besonderes ist. Dafür könnten Sie zum Beispiel eine Fürbitte selbst verfassen, ein traditionelles Gebet verwenden oder die folgenden Worte sprechen:

„Mein lieber Schutzengel, dessen Liebe mir anvertraut ist, ich bitte dich, immer an meiner Seite zu sein, um mich zu führen und zu behüten, um zu leuchten und zu herrschen. Bitte leite mich behutsam auf meinem Seelenweg und unterstütze mich dabei, die beste Version meines Selbst zu leben."

Engel werden sich niemals einbringen, ohne vorher um Hilfe gebeten worden zu sein. Sie **folgen stets dem universellen Gesetz der Bitte,** achten Ihren freien Willen und respektieren Ihr Recht, eigenmächtig zu entscheiden und die Lektionen, die dieses Leben für Sie bereithält, zu lernen.

Reiki im Alltag

Intuitive Interventionen durch Jin Shin Jyutsu

ENERGIE-TANKSTELLEN

Insgesamt gibt es in unserem Körper **drei wertvolle Energiespeicher**, die sogenannten **Energie-Tankstellen**. Der **Hauptenergiespeicher** dieser drei Energie-Tankstellen ist das **Untere Dantien**, (auch Tan T'ien genannt), das im Japanischen die Bezeichnung Hara trägt und sich unterhalb des Bauchnabels befindet. Neben diesem Hauptenergiespeicher gibt es noch das **Mittlere Dantien**, das in der Mitte des Brustbeins auf Höhe der Brustwarzen liegt, und das **Obere Dantien**, das sich zwischen den Augenbrauen befindet und oftmals als Drittes Auge bezeichnet wird.

Durch regelmäßige Berührungen unserer Energiespeicher gelingt es uns, unsere Energie-Tankstellen bewusster wahrzunehmen, unsere Lebensenergie zu spüren, diese auszugleichen und die Energiepunkte an unserem Körper zu aktivieren. Wenn uns der Alltagsstress im täglichen Leben mal wieder einholt, wir uns überfordert fühlen und uns alles über den Kopf wächst, ist das energetische Handauflegen auf unsere Energie-Tankstellen eine wundervolle Methode, um uns innerhalb weniger Sekunden einen Energieschub zu verschaffen.

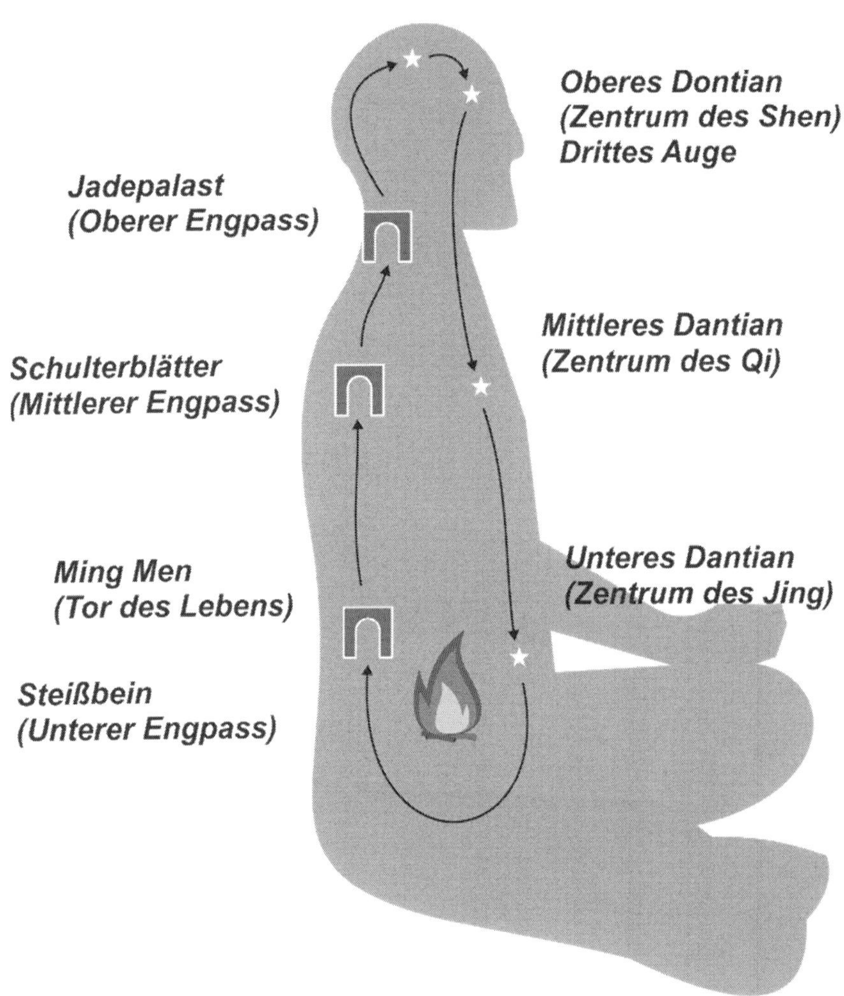
Bai Hui
(Himmelspass)
Oberes Dontian
(Zentrum des Shen)
Drittes Auge
Jadepalast
(Oberer Engpass)
Mittleres Dantian
(Zentrum des Qi)
Schulterblätter
(Mittlerer Engpass)
Unteres Dantian
(Zentrum des Jing)
Ming Men
(Tor des Lebens)
Steißbein
(Unterer Engpass)

ENERGETISCHE PFORTEN

Außerdem besitzt unser Körper mehrere **energetische Pforten**, die Energie aufnehmen und diese abgeben. Die **Menschenpforte**, die auch **Laogung-Punkt** genannt wird, liegt in der Mitte unserer Hand. Um die Menschenpforte spüren zu können, beugen Sie Ihren Mittel- sowie Ringfinger in der Mitte Ihres Handtellers. An der Stelle, an der Ihre Handfläche von Ihren Fingerkuppen berührt wird, liegt der Laogung-Punkt. Daneben gibt es noch die **Erdpforte**, die sich mittig des Fußballens befindet und auch als sprudelnde Quelle bezeichnet wird. Außerdem gibt es noch eine **weitere Erdpforte**, den **Dammpunkt**, der vor allem im buddhistischen Qigong praktiziert wird und **Huiyin** genannt wird.

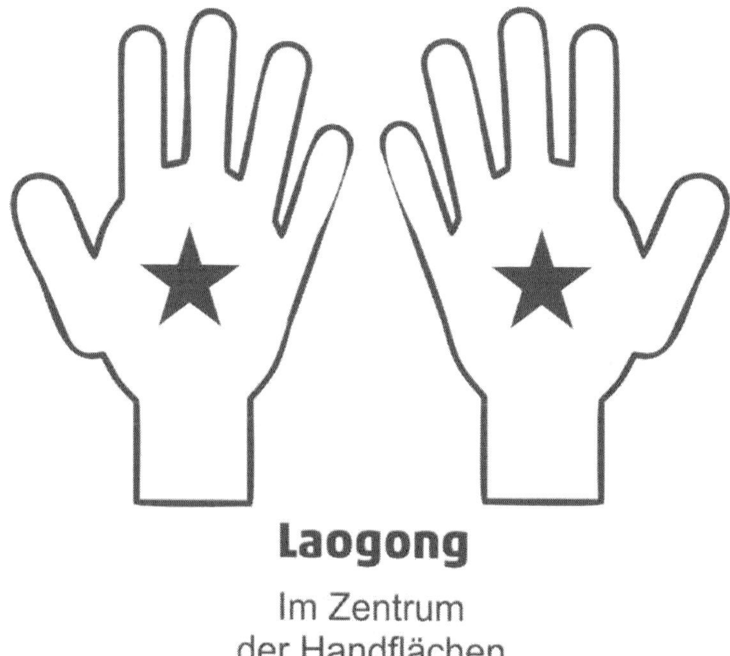

Laogong

Im Zentrum
der Handflächen

Über unsere Energiepforten stehen wir in einem ständigen Austausch mit dem Universum. Durch das gezielte Praktizieren von Qigong, der meditativen Bewegungsform der TCM, können wir immer wieder verbrauchte Energie abgeben und neue, frische Energie aufnehmen.

Qigong-Übung für den energetischen Fluss im Körper:

1. Bringen Sie Ihre Hände mit etwas Abstand vor Ihrem Körper zusammen. Ihre Handflächen zeigen zueinander und Ihre Fingerspitzen zur Decke.

2. Schließen Sie Ihre Augen und bündeln Sie Ihre gesamte Konzentration auf Ihre Handmitte.

3. Beugen Sie nun sowohl Mittel- als auch Ringfinger in die Mitte Ihrer Hand, um mit Ihren Fingerkuppen den Laogung-Punkt an der Menschenpforte zu berühren.

4. Anschließend öffnen Sie Ihre Hände und spüren in die Verbindung, die zwischen Ihren beiden Händen besteht, hinein. Nach und nach vergrößern Sie diesen Abstand nun. Die Energie zwischen Ihren Handflächen könnte sich wie ein Kribbeln, Wärme oder aber wie ein kühler Wind anfühlen. Sollten Sie den Energiekontakt zwischen Ihren Händen verlieren, verringern Sie den Abstand wieder.

JIN SHIN JYUTSU – HEILENERGIE TO GO

Das **Jin Shin Jyutsu** ist eine japanische Heilkunst, deren Grundgedanke es – genau wie beim Reiki – ist, dass durch den Körper Energie fließt und dass Blockaden, Unwohlsein sowie körperliche Beschwerden die Folge eines gestörten Energieflusses sind. Auch beim Jin Shin Jyutsu werden die energetischen Blockaden, durch das Halten bestimmter Energiepunkte, gelöst und damit die ureigenen Selbstheilungskräfte aktiviert. Hierfür werden sogenannte **Sicherheits-Energieschlösser (SES)** im Körper, mithilfe unserer Hände, durch sanfte Berührungen aktiviert, damit unsere Lebensenergie ungehindert fließen kann. Diese Sicherheits-Energieschlösser können wir auch beim Praktizieren von Reiki für uns nutzen und von einem schnellen Energiekick profitieren.

Im Nachfolgenden finden Sie eine Auflistung aller 26 Sicherheits-Energieschlösser inklusive ihrer Lage, der Bedeutung, ihrem Anwendungsbereich und dem Kurzgriff, den Sie durchführen können, um Ihre Energieschlösser zu aktivieren und den Fluss Ihrer Lebensenergie zu unterstützen.

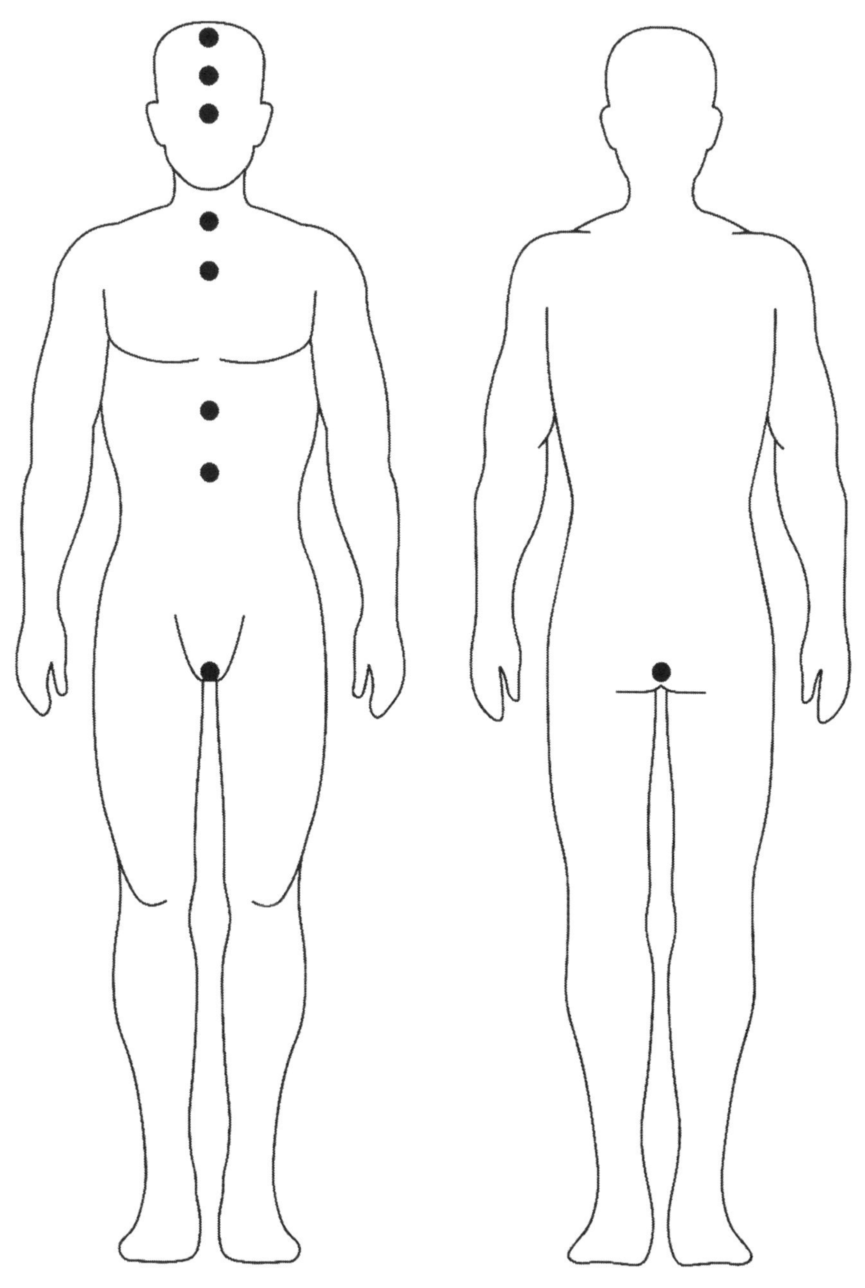

Sicherheits-Energieschloss 1:

- **Lage:** an der Innenseite vom Knie
- **Kurzgriff:** Daumen halten
- **Bedeutung und Anwendung:** Harmonisierer und Urbeweger, steht mit allen Energiepunkten in Bewegung, erreicht alle Körperschichten, hilft bei jeglichen Beschwerden auf körperlicher und seelischer Ebene

Sicherheits-Energieschloss 2:

- **Lage:** auf dem Beckenkamm an der Körperrückseite
- **Kurzgriff:** Ringfinger halten
- **Bedeutung und Anwendung:** Unterscheidungssymbol, Weisheit und Lebenskraft für alle Wesen, besseres Verständnis der Polaritäten, hilft vor allem bei Rückenbeschwerden

Sicherheits-Energieschloss 3:

- **Lage:** zwischen dem dritten Brustwirbel und der Innenkante des Schulterblatts
- **Kurzgriff:** Mittelfinger halten
- **Bedeutung und Anwendung:** natürliches Antibiotikum, fungiert als Tür, wehrt Beschwerden und Probleme ab, fördert das Verständnis, unterstützt beim Setzen von Grenzen, Balance der Atmung, Linderung von Fieber und Erkältungssymptomen, stärkt den Selbstwert

Sicherheits-Energieschloss 4:

- **Lage:** an der unteren Kante vom Schädelbasisknochen
- **Kurzgriff:** Ringfinger halten
- **Bedeutung und Anwendung:** gilt als Himmelsfenster, das Luft, Licht und Weisheit eintreten lässt, Hauptversorger für die Nerven, versorgt Augen, Ohren und Nase mit Energie, hilft bei Schwäche, Schlaflosigkeit, Überanstrengung der Augen sowie bei Beschwerden im Halsbereich

Sicherheits-Energieschloss 5:

- **Lage:** auf der Innenseite vom Fußgelenk
- **Kurzgriff:** Zeigefinger halten
- **Bedeutung und Anwendung:** Erneuerung, Angstbefreiung, hilft beim Loslassen und bei Angstgefühlen

Sicherheits-Energieschloss 6:

- **Lage:** mittig zwischen der Ferse und dem großen Zeh an der Fußinnenseite
- **Kurzgriff:** Mittelfinger halten
- **Bedeutung und Anwendung:** hilft beim Unterscheiden, bringt Gleichgewicht, hilft beim Lösen von Spannungen in Beinen, Rücken und Hüften sowie bei Ohrbeschwerden

Sicherheits-Energieschloss 7:

- **Lage:** an der unteren Seite vom großen Zeh
- **Kurzgriff:** Ringfinger halten
- **Bedeutung und Anwendung:** Lebenskraft, Wandel, Entwicklung und Bewegung, für einen klaren Kopf, hilft bei Kopfschmerzen, lindert Verdauungsbeschwerden

Sicherheits-Energieschloss 8:

- **Lage:** an der Knierückseite außen, neben der Außensehne
- **Kurzgriff:** Zeigefinger halten
- **Bedeutung und Anwendung:** Hautspezialist, bringt uns in Kontakt mit unserer Stärke, unserem Frieden und Rhythmus, Symbol der Unendlichkeit, reguliert den Muskeltonus, harmonisiert die Verdauung

Sicherheits-Energieschloss 9:

- **Lage:** zwischen dem unteren Ende der Wirbelsäule und dem Schulterblatt am Rücken
- **Kurzgriff:** Daumen halten
- **Bedeutung und Anwendung:** Gefäßspezialist, hilft bei der Erkenntnis, dass ein Ende gleichzeitig auch der Beginn von etwas Neuem ist, hilft bei Fußbeschwerden, harmonisiert den Blutdruck

Sicherheits-Energieschloss 10:

- **Lage:** zwischen dem fünften Brustwirbel und dem Schulterblatt im Rücken
- **Kurzgriff:** Zeigefinger halten
- **Bedeutung und Anwendung:** Füllspeicher und unbegrenzte Lebensenergie, lehrt uns, Fülle in allen Lebensbereichen zu erkennen, harmonisiert Kreislauf, Herz, Stimme, Kehle, Knie und Schultern sowie den Blutdruck

Sicherheits-Energieschloss 11:

- **Lage:** neben dem ersten Brustwirbel
- **Kurzgriff:** Zeigefinger halten
- **Bedeutung und Anwendung:** Generalschlüssel aller Energiepunkte, Abladen überflüssiger Lasten, Zentrierung, hilft beim Loslassen, harmonisiert den Nacken und die Schultern, lindert Beschwerden in Beinen, Hüften, Handgelenken, Ellbogen, Händen und Fingern

Sicherheits-Energieschloss 12:

- **Lage:** in der Nackenmitte, jeweils links und rechts von der Wirbelsäule
- **Kurzgriff:** Mittelfinger halten
- **Bedeutung und Anwendung:** hilft, im Einklang mit dem eigenen Willen und dem Universum zu leben, Akzeptanz und Toleranz, lindert Verspannungen in den Armen und im Nacken, hilft bei Kopfschmerzen

Sicherheits-Energieschloss 13:

- **Lage:** oberhalb der Brustwarze in der Achselhöhle
- **Kurzgriff:** Mittelfinger halten
- **Bedeutung und Anwendung:** persönlicher Jungbrunnen, harmonisiert die Hormone, unterstützt das Immunsystem, hilft uns, das Gute in anderen Menschen zu sehen

Sicherheits-Energieschloss 14:

- **Lage:** jeweils am unteren Rand der letzten Rippe auf beiden Brustseiten
- **Kurzgriff:** Zeigefinger halten
- **Bedeutung und Anwendung:** Verdauung und Verarbeitung aller Sinneseindrücke, lindert Krämpfe, hilft bei Verdauungsproblemen, bringt den Körper ins Gleichgewicht, hilft bei der Optimierung aller Dinge, die im Schlaf geschehen

Sicherheits-Energieschloss 15:

- **Lage:** neben dem Schambein an der Leiste
- **Kurzgriff:** Kleinen Finger halten
- **Bedeutung und Anwendung:** Freudebringer, bringt Glücksgefühle und Lachen, stärkt das Immunsystem, hilft bei Verspannungen im Rücken sowie bei Beschwerden in den Beinen, Heilung, hilft bei Einschlafproblemen

Sicherheits-Energieschloss 16:

- **Lage:** an der Außenseite des Fußes zwischen Ferse und Knöchel
- **Kurzgriff:** Daumen halten
- **Bedeutung und Anwendung:** Fundament menschlicher Handlungen, natürlicher Schmerzstiller, bricht Altes zugunsten von Neuem auf, Akzeptanz des stetigen Wandels im Leben, hilft bei seitlichen Kopfschmerzen, löst psychische und körperliche Blockaden, unterstützt bei Lebensveränderungen

Sicherheits-Energieschloss 17:

- **Lage:** auf der äußeren Seite des Handgelenks, in der Verlängerung vom kleinen Finger
- **Kurzgriff:** Zeigefinger halten
- **Bedeutung und Anwendung:** beruhigt das Nervensystem, unterstützt Kreislauf, Herz, Fußgelenke und Brustraum, Intuition und klares Denken, stärkt die Intuition, entspannt die Nerven

Sicherheits-Energieschloss 18:

- **Lage:** an der Handinnenseite, an der Wurzel des Daumens Richtung Handgelenk
- **Kurzgriff:** Kleinen Finger halten
- **Bedeutung und Anwendung:** nimmt eine wichtige Rolle im energetischen System ein, harmonisiert die Körperrückseite, unterstützt bei Schlafstörungen, beruhigt den Verstand und das Denken, trägt zu einem gesunden Körperbewusstsein bei

Sicherheits-Energieschloss 19:

- **Lage:** in der Armbeuge auf der Seite des Daumens
- **Kurzgriff:** Daumen halten
- **Bedeutung und Anwendung:** stellt Kontakt zur individuellen Autorität her, stärkt das Selbstvertrauen, hilft bei Verdauungsproblemen, Schmerzen in den Lungen und dem Rücken, unterstützt die körperliche Fitness, verbindet unsere beiden Körperseiten, stellt Verbindung zu unseren Wurzeln her

Sicherheits-Energieschloss 20:

- **Lage:** etwas über den Augenbrauen
- **Kurzgriff:** Kleinen Finger halten
- **Bedeutung und Anwendung:** stellt eine Verbindung zwischen dem eigenen und dem universellen Bewusstsein her, stärkt unsere Wahrnehmung der Ewigkeit, öffnet das Denken, entwickelt die Logik, hilft bei Kopfschmerzen

Sicherheits-Energieschloss 21:

- **Lage:** an der unteren Seite des Wangenknochens, neben dem Nasenflügel
- **Kurzgriff:** Daumen halten
- **Bedeutung und Anwendung:** hilft uns beim Entkommen aus unserer geistigen Gefangenschaft, stärkt den Geist, hilft bei der Verdauung, unterstützt beim Loslassen von Sorgen, strafft die Gesichtsmuskulatur, befreit von physischen und psychischen Lasten

Sicherheits-Energieschloss 22:

- **Lage:** zwei Finger unterhalb des Schlüsselbeins und zwei Finger links und rechts neben dem Brustbein
- **Kurzgriff:** Zeigefinger halten
- **Bedeutung und Anwendung:** fördert vernünftiges und objektives Denken, hilft bei der Anpassung an Veränderungen und an neue Situationen, stärkt das Gleichgewicht zwischen Geben und Nehmen

Sicherheits-Energieschloss 23:

- **Lage:** unter der letzten Rippe, im Rücken, neben der Wirbelsäule
- **Kurzgriff:** Zeigefinger halten
- **Bedeutung und Anwendung:** reguliert unseren Kampf-Flucht-Instinkt, hilft beim Überwinden von Ängsten, kultiviert Mut, entwickelt Toleranz, fördert die Geduld, unterstützt bei der Entgiftung, hält unsere körperlichen Kreisläufe in Bewegung

Sicherheits-Energieschloss 24:

- **Lage:** mittig der äußeren Kante vom Fuß
- **Kurzgriff:** Kleinen Finger halten
- **Bedeutung und Anwendung:** Friedensstifter, harmonisiert Chaos, hilft bei Panikattacken

Sicherheits-Energieschloss 25:

- **Lage:** auf dem Sitzknochen am Po
- **Kurzgriff:** Mittelfinger halten
- **Bedeutung und Anwendung:** stille Erneuerung, Spezialist für Regeneration, fördert den Kreislauf, bringt Wachheit, Klarheit und Energie

Sicherheits-Energieschloss 26:

- **Lage:** in der Achselhöhle am Außenrand der Schulterblätter
- **Kurzgriff:** beide Handflächen halten
- **Bedeutung und Anwendung:** Direktor für Harmonie und absoluten Frieden, lädt unsere körperlichen sowie geistigen Funktionen mit Lebensenergie auf

Reiki Kompakt

Checkliste

☐ Dr. Mikao Usui gilt als Begründer des Reiki

☐ Natürlicher Energiereinigungsprozess und japanische Heilkunst, bei der die universelle Lebensenergie durch den Reiki-Heilenden auf den Empfangenden mittels Kontakt- oder Fernbehandlung übertragen wird

☐ Nicht-physische, intelligente Heilenergie, die unsere Lebenskraft durch die höhere Intelligenz leitet

☐ Reiki ist keine persönliche Energie des Gebenden, sondern die des Universums, die durch den Praktizierenden hindurchfließt und auf den Empfangenden übertragen wird

☐ Das Energie-Heilsystem gibt uns immer genau das, was wir benötigen, und fließt genau an die Stellen, an denen die Reiki-Energie gebraucht wird

☐ Die Reiki-Berührung ist leicht und sanft und gleicht unser Energieniveau aus

☐ Reiki als ganzheitlicher Ansatz, der ausschließlich positive Auswirkungen hat und für jeden Menschen jederzeit verfügbar ist

☐ Kann auch zur Reinigung von Räumen und Häusern angewendet oder zu Heilungszwecken auf Tiere, Pflanzen, Lebensmittel und Wasser übertragen werden

☐ Reiki ist natürlich, es werden keine Instrumente oder Werkzeuge benötigt

☐ Das Ziel der Heilkunst ist, das psychische wie physische Gleichgewicht und Wohlbefinden wieder herzustellen und höchstmögliche Heilung herbeizuführen

☐ Reiki führt, je nach Intention und Anwendung, zur Tiefenentspannung oder wirkt belebend

☐ Reiki ist nicht religiös und damit an keine Konfession gebunden

☐ In der Reiki-Ausbildung gibt es drei Stufen, die als Reiki-Grade bezeichnet werden

☐ Reiki basiert auf den drei Säulen Gassho, Reiji-Ho und Chiryo

☐ Reiki kann ebenfalls bei Kindern und durch Kinder angewendet werden

Die fünf Reiki Lebensregeln:

„Gerade heute …

1. ärgere ich mich nicht.“

2. sorge ich mich nicht.“

3. bin ich dankbar für all meine Segen.“

4. verdiene ich meinen Lebensunterhalt ehrlich.“

5. bin ich mitfühlend mit mir selbst und anderen.“

Wirkung:

- **auf körperlicher Ebene:** schmerzlindernd, reinigend, heilend, entkrampfend, entschlackend, krankheitsvorbeugend, durchblutungsfördernd, wärmend, verbessert die Wundheilung, fördert körpereigenes Heilungssystem, reduziert Nebenwirkungen konventioneller oder alternativer Medikamente, verkürzt die Regenerationszeit nach einer Operation
- **auf emotionaler Ebene:** entspannend, vertrauensvoll, vertrauensfördernd, ausgleichend, stärkt die Liebe und das Mitgefühl, schenkt Lebensfreude, setzt Gefühlsblockaden frei, hilft beim Loslassen festgefahrener oder verschütteter Gefühle, fördert Achtsamkeit, reduziert Stress
- **auf mentaler Ebene:** verbessert die Lernfähigkeit, fördert das Erkennen sowie Loslassen von negativen Denkstrukturen und Glaubenssätzen, befreit von alltäglichem Stress, stärkt die Intuition, fördert die Kreativität
- **auf energetischer Ebene:** löst Energieblockaden, stärkt die Zirkulation der Lebensenergie, aktiviert Selbstheilungskräfte
- **auf spiritueller Ebene:** unterstützt die Fähigkeit, ganz bewusst als universaler Kanal für die Schöpfungskraft zu dienen, spirituelles Wachstum, energetische Reinigung, Kontakt mit dem inneren Kind sowie dem hohen Selbst, entwickelt die feinstoffliche Wahrnehmung

Bonus: Der Reiki-Meditation-Guide

Die Meditation ist eine **spirituelle Praxis**, die von uns Menschen schon seit Jahrtausenden praktiziert wird. Das Meditieren ist dabei ein wundervoller Weg, um Ihrer Seele etwas Gutes zu tun, denn durch das Meditieren lernen Sie, sich wesentlich schneller von negativen Gedanken zu lösen und Ihre Ängste zu reduzieren und bestenfalls sogar aufzulösen. Sie erfahren mehr Tiefenentspannung, gewinnen an innerer Stärke, entdecken sich selbst und tanken leichter und schneller neue Energie.

Hier geht's zu den geführten Audio-Meditationen:

Tipps für die Meditation:

- **Schaffen Sie einen Meditationsplatz:** ein ruhiger Ort, eine angenehme Atmosphäre, wenig bis keine Ablenkung, machen Sie es sich bequem
- **Finden Sie Ihre Meditationshaltung:** Der Lotussitz gilt als klassische Meditationshaltung; Meditationskissen, ein Stuhl oder das Meditieren im Liegen sind jedoch gute Alternativen.
- **Eliminieren Sie alle potentiellen Störquellen:** Entfernen Sie Ihr Handy und geben Sie Ihren Familienmitgliedern Bescheid, dass Sie nicht gestört werden möchten.
- **Praxis:** Beginnen Sie mit kurzen Sessions und steigern Sie sich mit der Zeit, meditieren Sie regelmäßig, achten Sie auf eine bewusste Atmung, fokussieren Sie sich auf sich selbst, schieben Sie Ihre Gedanken beiseite und erwarten Sie nicht zu viel.
- **Auflösung der Meditation:** Öffnen Sie Ihre Augen, bleiben Sie noch einen Moment lang liegen bzw. sitzen, atmen Sie noch einige Male tief ein und wieder aus, erheben Sie sich ganz langsam, strecken und räkeln Sie sich.
- **Nach der Meditation:** Nehmen Sie sich für die Rückkehr in den Alltag ausreichend Zeit und trinken Sie ein Glas Wasser.

DIE ENTSPANNUNGSMEDITATION

„Herzlich willkommen! Es ist schön, dass Sie sich ein wenig Zeit für sich selbst nehmen. Heute habe ich für Sie eine Entspannungsmeditation vorbereitet, die sich besonders hervorragend für Anfänger eignet. Sie fördert Ihre Konzentration, unterstützt Sie beim Stressabbau, setzt mögliche emotionale Blockaden frei und entspannt Ihren Geist und Körper. Begeben Sie sich nun erst einmal an einen ruhigen Ort, an dem eine angenehme Atmosphäre herrscht, es nur wenige bis keine Ablenkungen gibt und wo Sie für die nächsten 15 Minuten ungestört sind. Für diese Entspannungsmeditation setzen oder legen Sie sich nun bitte hin. Wichtig ist, dass Sie eine Position einnehmen, die sich für Sie bequem anfühlt und mit der Sie sich wohlfühlen. Nun lade ich Sie dazu ein, Ihre Augen zu schließen und ganz bei sich selbst anzukommen. Dafür atmen Sie ganz tief durch die Nase ein und lassen die eingeatmete Luft anschließend durch Ihren leicht geöffneten Mund langsam wieder ausströmen. Atmen Sie noch ein weiteres Mal ganz tief durch

Ihre Nase ein und durch Ihren Mund ruhig wieder aus. Nehmen Sie nun noch einen letzten bewussten, tiefen Atemzug und atmen Sie dann in Ihrem natürlichen Rhythmus weiter.

Nehmen Sie sich jetzt ein Objekt Ihrer Wahl zur Hand, auf das Sie sich während der Meditation fokussieren werden. Das kann zum Beispiel ein Gegenstand, wie ein Reiki-Symbol oder ein Bild, sein, aber auch eine kurze Silbe bzw. ein Wort, also ein Mantra, das Sie für die nächsten Minuten regelmäßig wiederholen. Bündeln Sie nun Ihre gesamte Aufmerksamkeit und konzentrieren Sie sich auf Ihr gewähltes Objekt oder Mantra. Wenn Sie bemerken, dass Ihre Aufmerksamkeit abweicht, beobachten Sie Ihre Gedanken und Gefühle und lassen Sie diese einfach los. Sie ziehen davon wie kleine weiße Wolken an einem strahlend blauen Himmel .... Was auch immer gerade in Ihnen auftaucht: Sie können diese Gedanken auch später weiter verfolgen. Konzentrieren Sie sich wieder auf Ihr Objekt. Ihr Geist und Körper entspannen sich vollständig und kommen mit jedem Herzschlag immer mehr zur Ruhe. Atmen Sie wieder tief durch Ihre Nase ein und ganz sanft durch Ihren Mund aus. Spüren Sie, wie sich Ihre Bauchdecke mit jedem Ihrer Atemzüge leicht anhebt und bei jeder Ausatmung wieder senkt. Mit jeder Einatmung atmen Sie positive Energie und Entspannung in sich hinein und lassen jegliche Anspannung und negative Gedanken bei der Ausatmung los. Genießen Sie dieses Gefühl der tiefen Entspannung ...

Nehmen Sie noch einen weiteren tiefen Atemzug durch Ihre Nase, halten Sie Ihren Atem für einen Augenblick lang an und lassen Sie ihn dann gehen. Atmen Sie ein weiteres Mal ganz tief durch Ihre Nase ein, halten Sie Ihren Atem wieder für einen Augenblick und lassen Sie ihn dann wieder gehen. Wenn Sie so weit sind, öffnen Sie ganz behutsam Ihre Augen und kommen in Ihrem Tempo vollkommen entspannt wieder zurück in Ihren Tag. Verweilen Sie noch ein wenig in dieser Position. Bewegen Sie nun langsam Ihre Finger, Ihre Füße und strecken Sie sich ein wenig, gerade so, wie es sich für Sie gut und richtig anfühlt. Ich wünsche Ihnen noch einen wundervollen, positiven und energetischen Tag und freue mich auf das nächste Mal!"

DIE JOSHIN KOKYU HO-MEDITATION

„Herzlich willkommen! Es ist schön, dass Sie da sind. Heute habe ich Ihnen die Joshin Kokyu Ho-Meditation mitgebracht. Das ist eine japanische Methode (Ho) der Atmung (Kokyu), mit der Sie Ihren eigenen Geist reinigen können (Joshin). Außerdem wird Ihnen die Meditation beim Loslassen negativer Gefühle und Erinnerungen helfen. Sie wirkt harmonisch, ausgleichend, heilend und reinigend und ermöglicht es Ihnen, mit dem hohen Selbst in Kontakt zu treten.

Begeben Sie sich nun erst einmal an einen ruhigen Ort, an dem eine angenehme Atmosphäre herrscht, es nur wenige bis keine Ablenkungen gibt und wo Sie für die nächsten 15 Minuten ungestört sind. Nun lade ich Sie dazu ein, sich bequem hinzusetzen und in die Gassho-Position zu kommen. Schließen Sie Ihre Augen und kommen Sie ganz bei sich selbst an. Dafür legen Sie Ihre Hände vor Ihrer Brust zusammen, bündeln Ihre gesamte Aufmerksamkeit und richten diese auf den Punkt, an dem Ihre beiden Mittelfinger vor Ihrer Brust aufeinandertreffen. Dann versuchen Sie, alles zu vergessen. Sollten Ihre Gedanken trotzdem um Dinge kreisen, die Sie am Gefühl des Loslassens hindern könnten, beobachten Sie sie und lassen Sie diese wie kleine, weiße Wolken am blauen Himmel davonziehen. Richten Sie nun wieder Ihre Aufmerksamkeit auf den Punkt, an dem sich Ihre Mittelfinger berühren ... Legen Sie nach ein paar Minuten Ihre Hände auf Ihren Oberschenkeln ab. Ihre Handflächen zeigen dabei nach oben, so empfangen Sie beim Einatmen mehr Energie.

Atmen Sie nun ganz tief durch die Nase ein und lassen Sie die eingeatmete Luft anschließend durch Ihren leicht geöffneten Mund wieder ausströmen. Atmen Sie noch ein weiteres Mal ganz tief durch Ihre Nase ein und durch Ihren Mund wieder aus. Nehmen Sie nun noch einen letzten bewussten Atemzug und atmen Sie dann in Ihrem natürlichen Rhythmus weiter. Mit der nächsten Einatmung stellen Sie sich vor, dass die Energie in Form eines weißen Lichtstrahls über Ihr Kronenchakra in Ihren Körper eindringt und bis zu Ihrem Sakralchakra hinabwandert und dabei Ihren Körper durchströmt. Halten Sie die Energie nun für einen Moment lang in Ihrem Bauch und atmen Sie dann tief durch Ihren Mund wieder aus. Visualisieren Sie, dass das Licht Ihnen beim Durchströmen Energie schenkt und Ihren Körper mit Licht erfüllt und umhüllt. Lassen Sie den heilenden Energiestrom durch jede Pore in Ihrem Körper fließen. Vielleicht nehmen Sie ein leichtes Kribbeln wahr, Wärme oder Kälte. Alles ist genau richtig, so, wie es gerade ist ... Sie fühlen sich mit jedem weiteren Moment immer geborgener, ausgeglichener und friedlicher. Lassen Sie sich auf dieses Gefühl vollkommen ein und nehmen Sie wahr, wie Sie mehr und mehr zu einem offenen Kanal für die Reiki-Energie werden.

Nehmen Sie noch einen weiteren tiefen Atemzug durch Ihre Nase, halten Sie Ihren Atem für einen Augenblick lang an und lassen Sie ihn dann gehen. Atmen Sie ein weiteres Mal ganz tief durch Ihre Nase ein, halten Sie Ihren Atem erneut für einen Augenblick und lassen Sie ihn dann wieder gehen. Genießen Sie dieses Gefühl der tiefen Entspannung ...

Wenn Sie so weit sind, beenden Sie die Meditation mit der Gassho-Position. Öffnen Sie ganz behutsam Ihre Augen und kommen Sie wieder zurück in Ihren Tag. Verweilen Sie bitte in dieser Position, bis Sie bereit sind, Ihren Körper so zu bewegen und zu strecken, wie es sich für Sie gut und richtig anfühlt. Ich wünsche Ihnen noch einen wundervollen, positiven und energetischen Tag und freue mich auf das nächste Mal!"

DIE LICHTKUGEL-MEDITATION

„Herzlich willkommen! Es ist schön, dass Sie da sind. Heute habe ich Ihnen die Lichtkugel-Meditation mitgebracht. Sie hilft Ihnen, innere seelische Blockaden zu lösen, die Zirkulation Ihrer Lebensenergie zu stärken und neue, frische und positive Energie zu tanken. Suchen Sie sich dafür erst einmal einen ruhigen Ort mit einer angenehmen Atmosphäre, an dem es möglichst keine Ablenkungen gibt. Wenn Sie mögen, winkeln Sie Ihre Beine leicht an, gerade so, dass Sie Ihre Fußsohlen zur Erdung dennoch flach auf den Boden aufstellen können. Nun lade ich Sie dazu ein, sich bequem hinzusetzen, Ihre Augen zu schließen und ganz bei sich selbst anzukommen.

Atmen Sie nun ganz tief durch die Nase ein und lassen Sie die eingeatmete Luft anschließend durch Ihren leicht geöffneten Mund wieder ausströmen. Atmen Sie noch ein weiteres Mal ganz tief durch Ihre Nase ein und durch Ihren Mund erneut aus. Nehmen Sie nun noch einen letzten bewussten Atemzug und atmen Sie dann in Ihrem natürlichen Rhythmus weiter. Mit dem nächsten Atemzug visualisieren Sie vor Ihrem inneren Auge ein warmes Licht, das über Ihrem Kopf schwebt. Atmen Sie ganz ruhig und tief ein und wieder aus und stellen Sie sich vor, dass dieses warme Licht mit jedem Ihrer Atemzüge in Ihren Körper hineinfließt – vom Kopf zu Ihrem Hals, zu Ihren Schultern, zu Ihren Armen, in Ihre Brust, in Ihren Bauch und in Ihren gesamten Rücken, in den Po, in die Beine bis hin zu den Füßen ... Dieses warme Licht durchströmt Sie, schenkt Ihnen Energie und erfüllt Ihren ganzen Körper mit Licht. Bündeln Sie nun das Licht gedanklich in Ihrem Körper und fokussieren Sie dafür besonders die Gegend unterhalb Ihres Bauchnabels. Stellen Sie sich vor, dass sich an dieser Stelle eine warme Lichtkugel entfaltet, von der das warme Licht in jeden Winkel Ihres Körpers abstrahlt. Spüren Sie die Energie und lassen Sie diesen heilenden Energiestrom durch jede Pore in Ihrem Körper fließen. Genießen Sie diesen Moment ... Sie fühlen sich immer ruhiger und entspannter, ausgeglichener, stärker und losgelöster. Alles fließt ... Sie dürfen Ihnen und Ihrem Leben vertrauen, denn Sie sind richtig und genug – und zwar genauso, wie Sie sind. Daran wird Sie das Licht immer wieder liebevoll erinnern.

Atmen Sie tief durch Ihre Nase ein, halten Sie Ihren Atem für einen Augenblick lang an und lassen Sie ihn dann gehen. Atmen Sie ein weiteres Mal ganz tief durch Ihre Nase ein, halten Sie Ihren Atem erneut für einen Moment lang an und lassen Sie ihn dann wieder gehen. Wenn Sie so weit sind, bewegen Sie leicht Ihre Hände und Füße und nehmen wahr, wie das Blut durch Ihre Adern und die Energie durch Ihre Meridiane fließt ... Öffnen Sie ganz vorsichtig Ihre Augen und kommen Sie wieder zurück in den Raum, in dem Sie sich befinden, und zurück in Ihren Tag. Verweilen Sie noch ein wenig in dieser Position, bis Sie bereit sind, Ihren Körper so zu bewegen und zu strecken, wie es sich für Sie gut und richtig anfühlt. Ich wünsche Ihnen noch einen wundervollen, positiven und energetischen Tag und freue mich auf das nächste Mal!"

DIE ERDUNGSMEDITATION

„Herzlich willkommen! Es ist schön, dass Sie da sind. Heute habe ich eine ganz besondere Erdungsmeditation für Sie, die Ihnen hilft, Ihren eigenen Körper bewusster wahrzunehmen und besser zu spüren. Gerade an den Tagen, an denen Ihr Gedankenkarussell unendliche Kreise dreht und Sie das Gefühl haben, nicht mit beiden Beinen im Leben zu stehen, eignet sich die Erdungsmeditation hervorragend, um sich präsent und erwacht zu fühlen, im Hier und Jetzt zu leben und sich mit dem gegenwärtigen Moment zu verbinden. Während der Meditation werde ich einen sogenannten „mittleren Tan-T'ien-Punkt" ansprechen. Dieser befindet sich etwa drei Fingerbreit unterhalb Ihres Bauchnabels und liegt vier Zentimeter im Inneren Ihres Körpers. Dieser wird Tan-T'ien-Punkt (oder auch Dantian) genannt und gilt unter chinesischen Medizinern als Zentrum der universellen Lebensenergie. Sind Sie bereit? Wundervoll, dann lassen Sie uns beginnen: Suchen Sie sich dafür erst einmal einen ruhigen Ort, an dem eine angenehme Atmosphäre herrscht und es keine Ablenkungen gibt. Nun lade ich Sie dazu ein, sich bequem auf den Boden zu setzen, denn der Kontakt zur Erde wird Ihr Gefühl, sich geerdet zu fühlen, verstärken. Schließen Sie nun Ihre Augen und kommen Sie ganz bei sich selbst an.

Atmen Sie ganz tief durch die Nase ein und lassen Sie die eingeatmete Luft anschließend durch Ihren leicht geöffneten Mund wieder ausströmen. Atmen Sie noch ein weiteres Mal ganz tief durch Ihre Nase ein und durch Ihren Mund wieder aus. Nehmen Sie nun noch einen letzten bewussten Atemzug und atmen Sie dann in Ihrem natürlichen Rhythmus. Mit dem nächsten Atemzug konzentrieren Sie sich auf Ihren mittleren Tan-T'ien-Punkt.

Atmen Sie weiter tief durch Ihre Nase ein und lassen Sie die Luft durch Ihren Mund erneut hinausströmen. Verweilen Sie einige Augenblicke auf dem Tan T'ien und fragen Sie sich, wie sich dieser Punkt für Sie anfühlt. Was nehmen Sie wahr? Lenken Sie nun Ihre Atmung auf dieses Zentrum und visualisieren Sie dabei, wie Ihr Atem in Ihr Tan T'ien ein- und wieder ausströmt und sich damit auch positive Energie in Ihrem Körper entfaltet. Lassen Sie die heilende Energie durch jede Pore in Ihrem Körper fließen. Sie fühlen sich immer ruhiger, entspannter, geerdeter, ausgeglichener und sicherer.

Atmen Sie weiter in diesen Punkt und stellen Sie sich nun vor, dass Sie ein Baum sind. Mit jedem Atemzug breiten sich Ihre Wurzeln tiefer und tiefer in der Erde aus. Spüren Sie, wie Ihre Wurzeln Ihrem Tan T'ien entspringen und sich immer weiter in der Erde verankern. Dann visualisieren Sie, wie Ihre Wurzeln mit jeder Einatmung Energie und Kraft aus der Erde ziehen und Sie diese dankbar aufnehmen. Mit jeder Ausatmung breiten sich Ihre Wurzeln aus und versorgen Ihren gesamten Körper mit Energie. Vertrauen Sie darauf, dass Sie stark und mutig sind und dass alles in Ihrem Leben zum richtigen Zeitpunkt zu Ihnen kommt. Nehmen Sie sich hierfür ruhig einige Minuten Zeit. ***(hier bitte mindestens 5 Minuten warten)***

Konzentrieren Sie sich nun noch einmal auf Ihr Tan T'ien. Fühlt es sich energievoll und aufgeladen an? Nehmen Sie nun einen tiefen Atemzug durch Ihre Nase, halten Sie Ihren Atem für einen Augenblick lang an und lassen Sie ihn dann gehen. Atmen Sie ein weiteres Mal ganz tief durch Ihre Nase ein, halten Sie Ihren Atem wieder für einen Augenblick und lassen Sie ihn dann erneut gehen.

Nun sind wir am Ende der Meditation angelangt. Wenn Sie so weit sind, öffnen Sie bitte ganz behutsam Ihre Augen und kommen Sie geerdet und gestärkt wieder zurück ins Hier und Jetzt. Verweilen Sie noch ein wenig in Ihrer Position, bis Sie bereit sind, Ihren Körper so zu bewegen und zu strecken, wie es sich für Sie gut und richtig anfühlt. Ich wünsche Ihnen noch einen wundervollen, positiven und energetischen Tag und freue mich auf das nächste Mal!"

DIE MEDITATION DES HEILENDEN LICHTS

„Herzlich willkommen! Es ist schön, dass Sie da sind. Heute genießen wir gemeinsam die Meditation des heilenden Lichts. Diese kraftvolle Meditation unterstützt Sie dabei, Ihr spirituelles Wachstum und Ihre Fähigkeit, als universaler Kanal für die Schöpfungskraft zu dienen, zu fördern. Sie eignet sich insbesondere in Momenten der Niedergeschlagenheit, der Verzweiflung und an jenen Tagen, an denen Sie mit inneren seelischen Konflikten zu kämpfen haben.

Suchen Sie sich für diese heilende Meditation erst einmal einen ruhigen Ort mit einer angenehmen Atmosphäre, an dem es keine Ablenkungen gibt. Nun lade ich Sie dazu ein, sich bequem hinzusetzen, Ihre Augen zu schließen und ganz bei sich selbst anzukommen.

Atmen Sie nun ganz tief durch die Nase ein und lassen Sie die eingeatmete Luft anschließend durch Ihren leicht geöffneten Mund wieder ausströmen. Atmen Sie noch ein weiteres Mal ganz tief durch Ihre Nase ein und durch Ihren Mund wieder aus. Nehmen Sie nun noch einen letzten bewussten Atemzug und atmen Sie dann in Ihrem natürlichen Rhythmus weiter.

Mit der nächsten Einatmung visualisieren Sie vor Ihrem inneren Auge eine leuchtende Kugel, die aus weißem Licht besteht. Diese Kugel schwebt etwa 30 Zentimeter über Ihrem Kopf und enthält alles Positive, Friedliche, Heilende, Liebende, Klare, Starke und Wünschenswerte in diesem Universum.

Stellen Sie sich nun bitte vor, wie heilendes Licht aus dieser Kugel in Ihren Körper, Ihren Geist sowie in Ihr Herz einströmt. Es fühlt sich an, als würden Sie die warmen Sonnenstrahlen an einem wunderschönen Sommertag auf Ihrem Körper spüren. Das heilende Licht der Kugel fließt in jede Pore Ihres Körpers und löst dabei alles Negative, jegliche unerwünschten Spannungen und Emotionen, all Ihre Ängste, Zweifel und Sorgen au f... Dieses heilbringende Licht durchströmt Sie mit Liebe, Heilung, Stärke, Harmonie und Frieden. Halten Sie dieses Bild für einige Augenblicke lang fest und fokussieren Sie sich auf den Gedanken, dass das heilende Licht jede einzelne Zelle Ihres Wesens erleuchtet, Sie mit Kraft und Liebe erfüllt und all Ihre Blockaden auflöst ...

Ganz langsam sinkt die leuchtende Kugel nun zu Ihrem Herzen. Betrachten Sie sich nun selbst gedanklich von außen. Nehmen Sie sich als ein leuchtendes Wesen wahr, das eine Kugel mit heilendem Licht im Herzen trägt. Sehen Sie sich als reines, liebevolles und klares Wesen, durch welches das heilsame Licht hindurch und von dort aus ins Universum strömt und alles, was ist, reinigt, heilt, belebt und energetisiert.

Nehmen Sie noch einen weiteren tiefen Atemzug durch Ihre Nase, halten Sie Ihren Atem für einen Augenblick lang an und lassen Sie ihn dann gehen. Atmen Sie ein weiteres Mal ganz tief durch Ihre Nase ein, halten Sie Ihren Atem wieder für einen Augenblick und lassen Sie ihn dann erneut gehen. Genießen Sie den Moment und all die Empfindungen, die damit verbunden sind, und bedanken Sie sich bei dem heilenden Licht für sein Tun und Sein.

Wenn Sie so weit sind, öffnen Sie ganz behutsam Ihre Augen und kommen geerdet und gestärkt wieder zurück ins Hier und Jetzt zurück. Verweilen Sie noch ein wenig in dieser Position, bis Sie bereit sind, Ihren Körper so zu bewegen und zu strecken, wie es sich für Sie gut und richtig anfühlt. Ich wünsche Ihnen noch einen wundervollen, positiven und energetischen Tag und freue mich auf das nächste Mal!"

Schlussgedanken

Fast 100 Jahre nach dem Tod von Dr. Usui Mikao, der als Begründer des Reiki gilt, gewinnt die japanische Heilkunst zunehmend an Bedeutung. Immer mehr Menschen spüren den Wunsch danach, in die Welt des Reiki einzutauchen und sich der intelligenten Heilenergie, die unsere Lebenskraft durch die höhere Intelligenz leitet, zu öffnen.

Reiki ist vielseitig anwendbar und die universelle Lebensenergie heilt sowohl auf körperlicher als auch auf emotionaler, mentaler, energetischer sowie spiritueller Ebene. Eine Reiki-Behandlung kann dabei entweder als Partnerbehandlung bzw. Fremdbehandlung oder auch als Selbstbehandlung in Form einer Kontakt- oder Fernbehandlung angewendet werden. Während der Reiki-Behandlung fließt die Heilenergie dann durch die Hände des Gebenden, der als Kanal für die universelle Lebensenergie fungiert, in das Energiefeld des Empfangenden. Dabei aktiviert Reiki die ureigenen Selbstheilungskräfte des Körpers, löst energetische Blockaden, regt den Energiefluss an und unterstützt bei der individuellen Entwicklung.

Reiki, das als kraftvolle Selbstheilungsmethode das energetische, emotionale und körperliche Gleichgewicht wiederherstellt, erfreut sich nicht ohne Grund immer größerer Beliebtheit. Als ganzheitliche Methode erhebt Reiki keinesfalls den Anspruch, die konventionelle westliche Medizin zu ersetzen, es ist jedoch als energetische Ergänzung, die sich auf alle Ebenen unseres Daseins bezieht, eine ganz wundervolle Methode, von der wir alle nur profitieren können.